JN127141

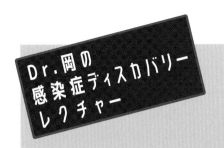

Dr.岡の
感染症ディスカバリー
レクチャー

著 岡 秀昭

埼玉医科大学総合医療センター
総合診療内科・感染症科教授

新型コロナウイルス COVID-19 特講 2023

中外医学社

執筆

岡　秀昭　　埼玉医科大学総合医療センター総合診療内科・感染症科教授

症例報告

河合夏美　　埼玉医科大学総合医療センター総合診療内科助教

片山理智　　埼玉医科大学総合医療センター総合診療内科助教

長谷川哲平　埼玉医科大学総合医療センター総合診療内科助教

川村隆之　　埼玉医科大学総合医療センター感染症科・感染制御科助教

お願い

本書には CareNeTV（株式会社ケアネット）にて配信された以下の番組の内容が含まれております．記載内容は各時点の情報に基づいたものであることにご留意くださいませ．

「Dr. 岡のプラチナカンファレンス COVID-19 公開症例検討
　　　　　　　　　　　2022-23 年始年末スペシャル（全 7 回）」
（2022 年 11 月 27 日時点の情報に基づき 2022 年 12 月 21 日, 2023 年 1 月 4 日に配信）

序

これで最後にしたい.

正直に,まず頭を過ぎる一言だ.

繰り返される変異とウイルスの拡大に対峙を続ける3年間の日々だった.

誤った情報も拡散されるなか,医療従事者にはこの疫病に対する理解のもと,協力を頂きたいという想いから,本書は生まれた.

コロナ禍以前より,時々,なんだか疲れやすい,肩こりかなと言うような痛みに悩まされていた.コロナ禍に見舞われ国民が総自粛していた最初のGWにマスクを着けて快晴の海辺を歩いている時に,突然に強い倦怠感と関節痛に襲われた.

この時,自分の手がドラえもんの手の様に腫れた.初めて自分の痛みが関節炎を伴っていることに気づいた.

口腔内にはアフタが多発し,食事が取れず.なかなかうまくいかなかったダイエットだったが,皮肉なことに自慢だった筋肉とともに体重も落ちた.

目も充血し霞んだ.
やがて大腸内視鏡により回盲部潰瘍が証明された.

ベーチェット病で難病申請が受理された.

3年間のコロナ禍の戦いも次のGW明けには5類になる予定だ.

持病の闘病はまだ続きそうだが,なんとか本書を届けることができそうだ.

これで終わって欲しい.

2023年3月

岡　秀昭

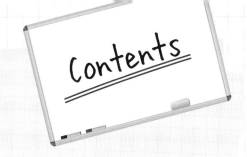

Contents

最新の治療―薬剤編―

臨床の実際―ワクチン，検査と診断―

症例検討編

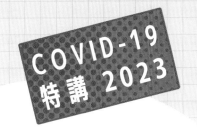

COVID-19
特講 2023

最新の治療
―薬剤編―

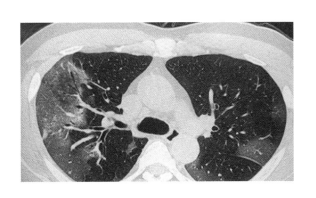

○ はじめに

　今回は，COVID-19 診療のうち治療・薬剤についてアップデートして解説します．新型コロナウイルス感染症という世界を揺るがしている疾患が出始めてから，わずか 3 年の間に治療薬ができたのはとてもすごいことです．ウイルスの治療薬はたいてい長い年月がかかってできるものです．なかには「まだできないのか」と言っている人もいましたが，この速さでできたというのは本当に驚異的なことです．まずはこの経過についてみていきたいと思います．今後またこのようなパンデミックが起きた時のために，教訓として薬がどのように開発され，承認されるまでのプロセスはどのように進むのか，緊急承認とはどんなものなのか学び振り返っておきたいと思います．

　COVID-19 は初期の頃から現在に至るまでの間に，臨床像もだいぶ変わりました．前頁のタイトルバックの画像はコロナ患者の CT 画像です．これは初期の頃の典型像で，中国武漢を発端に広まった重症肺炎を高頻度に起こす頃のものです．胸膜直下にすりガラス影が白く広がっているのがはっきり見えます．次第に患者は呼吸状態が悪化して，人工呼吸や ECMO を行ってもなかなか回復せずに亡くなってしまう可能性が高かったです．

　ところが現在ではこういった肺炎はほとんど見なくなってきています．オミクロン株 BA.5 はそんなに怖くないウイルスに変わったという意見も聞かれているかと思います．しかし，研究結果では初期の頃のウイルスと現在の BA.5 の凶暴さはほぼ変わらず，感染力はより強くなっているとするものもあります[1]．インドで大流行を起こし日本でも第 4 波を起こしたデルタ株に比べると凶暴さが影を潜めていますが，初期と現在の比較ではほぼ変わらないとされています．にもかかわらず診療の場でこのような重症肺炎を目にすることはかなり減ってきています．

　それはワクチンの影響が大きいと考えられます．ワクチンのオミクロン株に対する感染予防効果は下がってきていますが，重症化を防ぐ効果は変わらず高いのです[2]．第 7 波もたくさんの方が亡くなってしまいました．これに対し，ワクチンは効かないのではないかという声も聞かれますが，それは非常に表面的なデータの解釈です．ワクチンを接種して

いなかったらもっとたくさんの方が亡くなっていたわけです．これまで
の研究結果からワクチンの有効性が推測できます．この感染症の臨床像
を大きく変えたのはワクチンや治療薬の開発の影響が大きいということ
です．ワクチンができ，治療薬ができ，人類が総力を挙げればわずか数
年でこれだけ大きくウイルスの治療を変えることができたことは素晴ら
しいです．

　さて導入から話が長くなりましたが本題に入りましょう．なお，治療
薬の話ですがCOIは一切ありません．

第1波の症例

　図1が第1波の頃の患者の治療例です．当院も第1波の途中から患
者を受け入れました．国立国際医療研究センターのような感染症の指定
医療機関になっている所だけが最初は診ていました．当院は大学病院で
すが感染症指定病院ではないので，第1波の時期は診療を始めるまでに
いろいろと準備が必要でした．診療を始めて最初の患者がいきなり人工

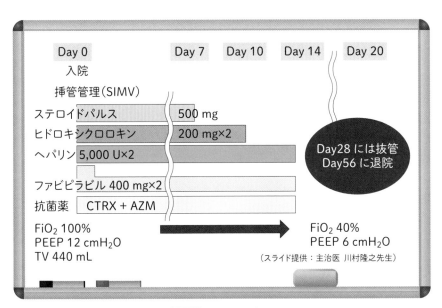

図1 第1波の症例

呼吸器を必要とした症例でした．夜中に当院に搬送された方で，比較的高齢でしたが最終的には助かり，人工呼吸器も外れ，歩いて帰られました．

　さてこの時に私が行った治療法をみてみましょう．ヒドロキシクロロキンはマラリア治療薬で，SLE（全身性エリテマトーデス）という膠原病の治療にも使います．これは今では効かないということが証明されており[3]，使うことはなくなっています．

　富士フィルムが開発したファビピラビルも使っています．当時，故・安倍元首相がアビガン®（ファビピラビル）を確保して治療に優先的に使えるようにするという方針を打ち出していましたが，有効性は証明されていませんでした．そして今日までの3年間の中でファビピラビルも効かない薬だと証明されました[4]．この時はまだ研究結果がそろっていないで私も使っていました．

　そのほかの薬としては，ウイルスなので細菌を倒すための抗菌薬は使えません．しかし，インフルエンザなどウイルス感染症でも重症例では細菌合併症を伴うことがあります．このケースも最重症の肺炎であったため，細菌による合併症感染を疑い抗菌薬を入れていますが，第2波以降，私は抗菌薬を使わなくなりました．

　ステロイド薬も入れています．ステロイドは今でも最重症の人には使っています．これは今では有効性が証明されているからです[5]．当時は米国感染症学会などのガイドラインでもステロイドは推奨しないとしていました．これは，SARS-CoV-2のSARSの部分に注目し，そのデータを参考にしたからです．SARS（重症急性呼吸器症候群）は2000年頃に世界で流行したもので，日本では大きな流行にはなりませんでしたが死亡率が高い病気として恐れられました．その後に中東で流行ったMARS（中東呼吸器症候群）と並び，これらコロナウイルス感染症にはステロイドは無効とされていました．それどころかステロイドを使うとウイルスが体外へ排出されるまでの期間が長くなるのではないかと言われていました．当初はコロナウイルスの類のため，同様に使わない方がよいと考えられていたのです．

　ところが後からステロイドが有効だとわかりました．なぜ私がこの時，当時の推奨に反してステロイドを使ったかというと，最重症の患者を前

に，治療法がないからと言って何もしなければ自然に治るか亡くなるか，祈るしかありません．臨床医の勘・判断として，これだけ重症の間質性肺炎なら少しは効くかもしれないと思われた薬剤であるステロイドや，当時試験管内では有効性があるかもしれないとされていたヒドロキシクロロキンなどを使ったのです．抗菌薬も，もし後から細菌感染もしていたとわかってからでは治療できず手遅れになるため，最初から使いました．「エビデンスの確立された治療法が重要」とはそのとおりですが，この時はエビデンスのある治療法が全くない状況でした．ガイドラインの推奨の根拠すらなかったのです．

　さてこの方は結果としては，ステロイドを入れたら比較的すぐによくなりました．注意しなければいけないのは，1人の患者に対して効いたからといって，すぐにその治療法が有効だと考えるのは非常に危険です．が，大きな声では言えませんがこの時，私はもしかするとステロイドが効くのではないかと思いました．抗菌薬や抗ウイルス薬は，使ってすぐに効くことは通常ありません．ウイルスや細菌と闘う時間が少しあって，その後患者がよくなってきます．これまでの他の病気の治療経験からして，これだけ短期間で改善したのはステロイドの効果ではないかと感じたのです．ただ，1人の患者がよくなっただけでは偶然かもしれないので，この段階で断言はできませんでした．

○ 第3波の症例

　第3波になると比較的若い人から高齢者に感染が広がって，重症化する人が増えてきました．図2のケースは入院した時は中等症程度でしたが途中から重症になりました．

　この時の治療薬をみてみると，第1波とかなり違います．ヒドロキシクロロキンもファビピラビルも使っていません．メインで使ったのはステロイドです．この時は確信を持ってデキサメタゾンを使いました．第2・3波までの半年〜1年くらいの期間にすでに有効性が報告されていたからです．ステロイドパルス療法ではなく，デキサメタゾンを6 mg/日使う方法が有効とわかりました[5]．また，トシリズマブというリウマチに使う生物学的製剤を入れることで炎症が抑えられて，最重症の患者

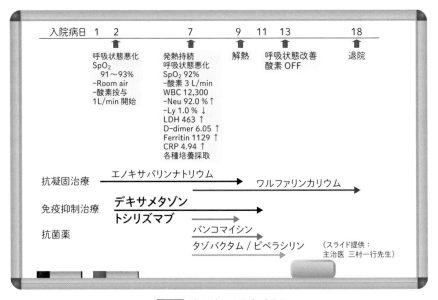

図2 第3波の重症症例

に対してはステロイドとの併用で効果的だとわかってきました[6].

　この患者は途中から細菌感染を起こしたのでそのタイミングで抗菌薬も使っていますが，最初は自信を持って抗菌薬は使わないようにしました．これもすでにこの当時，COVID-19 は純粋なウイルス性肺炎で細菌感染を伴うことは稀であるとわかっていたからです．このようにわずか半年〜1年の間に治療法が確立していきました．この患者も治療が奏効して退院できました．

○ 治療薬　きほんのき

　まず最初にコロナの治療薬について知っておいていただきたいことは，新型コロナウイルス感染症に対する治療薬を1から作るというのはとても時間のかかることだということです．薬は通常，既存の疾患に対して長い年月をかけて開発されるものです．今回のパンデミックが起きるまで，誰も新型のコロナウイルスが出現するとは予想していませんでしたので，開発は後からになります．そうなるとどうしても時間がかかりま

試験管内の効果から期待された薬剤

- ・レムデシビル
- ・ロピナビル / リトナビル
- ・ファビピラビル
- ・クロロキン
- ・トシリズマブ
- ・イベルメクチン
- ・コルヒチン　など多くの薬剤

期待！

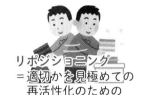

リポジショニング
＝適切かを見極めての
再活性化のための
ポジションの見直し

⇒ これら薬剤のリポジショニングに期待が

図3 試験管内の効果から期待された薬剤

す．いつできるのかもわかりませんので，その時できることとして，当時はリポジショニングを考えました（図3）．つまり，もともとある，COVID-19 以外に使われている薬の中で有効性がありそうな薬を効くかどうか臨床試験をして，効く薬があればそれを使った方が早いため，既存の薬から治療薬を見つけようということです．そのためにまず，試験管内で新型コロナウイルスをやっつけることが示された薬や，炎症を抑える効果が期待された薬をラインナップしました．

　レムデシビルは COVID-19 治療薬として生き残った数少ない薬の1つで，もともとは，エボラウイルスに対して治験された薬です．ロピナビル / リトナビルは今はもう使われなくなりましたがかつて一世を風靡した重要な抗 HIV 薬です．ファビピラビルは新型インフルエンザに対する治療薬として備蓄されていたものです．クロロキンはマラリア薬，トシリズマブはリウマチ薬，イベルメクチンは疥癬・寄生虫治療薬です．これらの薬剤が試験管内や作用機序から効果が期待されていました．しかし，試験管の中で効くということは必ずしも人体の中で効くということとイコールではありません．事件は会議室ではなく現場で起きるわけ

です．動物実験も同じで，マウスで効いたからといって人に効くかどうかはわかりません．ただし，一から効果がある薬を作るのは非常に難しく時間もかかりますので，これらの薬剤を検討していたわけです．

　ところが，マスコミや一般の方は EBM というものが理解できず，「試験管内で効く」というだけでもう効果のある薬と考えてしまうのです．そして一斉に報道されると，一部の人は熱狂的な信者になり，「なぜイベルメクチンを処方してくれないのか」「なぜファビピラビルを承認しないのか」と私たち医療従事者を非難するようになります．

○ 重要なのはエビデンス

　　この薬剤の解説で一番大切なのはここです．重要なのはエビデンスのピラミッドです（図4）．動物に対して有効であったことや試験管内での効果を認めたということは，人に対する有効性へのきっかけや気づきの第一歩です．実際に人に使えるようになるまでは，観察研究，ランダム化比較試験などを行う必要があります．ランダム化比較試験というの

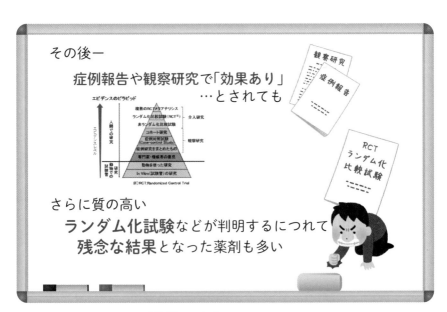

図4 エビデンスのピラミット

は，Aという薬とBという薬をプラセボと比較するものです．2群に分けた患者に実際に飲んでもらい，それぞれの薬剤でその後症状に改善があるかどうかを比較するものです．これを行わないと，薬剤が人の体内で実際に効果があるのかはわからないのです．動物に対して効いても，その後のランダム化比較試験で否定されれば，それは人には効果が証明できない使えない薬になります．ファビピラビルもイベルメクチンもこのパターンでした．ところが，治療薬ができるまで時間がかかるので，観察研究やランダム化比較試験などを省略して承認した方がよいのではないかという意見がありました．が，よく考えてみてください．図3の薬の中で残った薬がどれだけあったでしょうか．レムデシビルは残りました．トシリズマブは炎症を抑えるという効果が証明され残りました．コルヒチンという痛風の薬はわずかに有効なのですが相対的に副作用が強いことがわかりました．これら以外はすべてダメでした．つまり，成功率が低かったのです．

　もし，試験管内で有効な薬がほとんど人にも有効であるならばその他の試験を飛ばしてもよいかもしれませんが，その試験管内の効果のとおりにはいかないためリポジショニングは非常に成功率が低いということがわかりました．このことをコロナ禍の教訓として私たちは改めて覚えておかなければいけません．やはり，質の高いランダム化比較試験をしっかり行って薬の有効性を証明することが重要だと再認識されました．このエビデンスのピラミッドの最上級にあるのが，複数のランダム化比較試験をさらに行ってまとめて分析するメタアナリシスです．

　例えば，ファビピラビルのメタアナリシスでは，症状改善，ウイルス消失，ICU入室，死亡率のいずれも下げる効果が認められませんでした[7]（図5）．これは3つのランダム化比較試験をまとめたものです．ちなみに，こういったデータで見かける「95% CI」というのはチャートで1をまたぐと効果がないという見方をするものです．この図では1をまたいでいますので効果が否定されています．エビデンスを示す最上級の試験で効果がないとわかったということです．

　イベルメクチンは，コロナ禍に際してかなり物議を醸した薬で，試験に携わる人たちが結果を出す前から，日本でもノーベル賞受賞者の大村智先生が「ノーベル賞を取った薬で効くから早く出すんだ」と言い始め，

症状改善，ウイルス消失，
ICU入室，死亡率とも下げる効果証明できず

Study name	Statistics for each study				Risk ratio and 95% CI
	Risk ratio	Lower limit	Upper limit	p-Value	
Dabbous 2020	0.333	0.014	7.991	0.498	
Khamis, 2020	0.852	0.280	2.590	0.778	
Udwadia, 2020	0.333	0.014	8.054	0.499	
	0.709	0.262	1.920	0.499	

0.1 0.2 0.5 1 2 5 10
Favipiravir　No Favipiravir

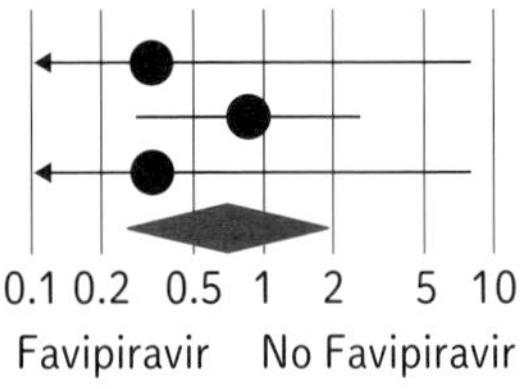

ウイルス消失や症状改善を早める相反するメタアナあり

図5 ファビピラビルのメタアナリシス[7]

結果が出る前に持ち上げました．承認前から処方する医師もいました．また，海外で動物用の駆虫薬として処方されている薬を患者が勝手に輸入して非常に危険な自己服用をする人も出てきたりと，かなり熱狂的な人たちも現れました．このように思い入れが強いのは非常に危険なことです．実際に，この研究や薬剤の効果に対して疑問視する声が上がると，それを排除する動きがありました．私もとある研究者から SNS をブロックされました．研究者は本来，中立な立場でなければなりません．

　こうした結果として出てきたのが捏造された論文です（図6）．ちなみに，メタアナリシスはエビデンスとして最も信頼性が高いものであり，しかも COVID-19 の治療に有効だとわかったとするのであれば，その研究結果は NEJM や Lancet など最上級の臨床医学ジャーナルに載るはずです．ところがこの報告が載ったのは，American Journal of Therapeutics という私はよく知らない雑誌でした．少なくともトップジャーナルではありません．なぜだろうと思ってみてみたところ，メタアナリシスと言っても集めた論文はほとんどが未査読論文でした．論文は本来，査読者が認めたものだけが掲載されるものです．それを，認め

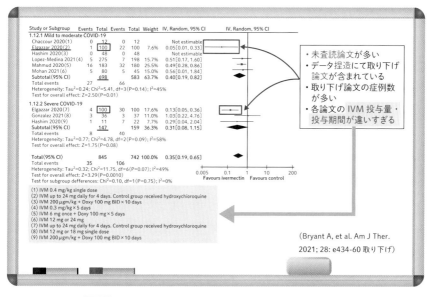

図6 イベルメクチン有意差が出たメタアナリシス

られていない，信頼性の担保がない仮定の論文ばかりを集め，しかもそのうち１つの論文はデータを捏造していることがわかりました．この薬は効くに違いないというバイアスが働いてしまったのです．研究結果はバイアスを排除してみなければ中立した結果が得られません．科学をゆがめる行為が起こってしまったのです．当然この論文は取り消しになりました．

　その後どうなったかというと，Clinical Infectious Diseases という米国の感染症トップジャーナルでファビピラビルの有効性[4] が，NEJMでイベルメクチンの効果がほぼ否定されました[8]（図7）．2022 年 10 月14 日には，製造元の富士フィルムもファビピラビルを COVID-19 に対して使うための開発をあきらめたという表明を出しました[9].

治療薬の選択

　試験管の中で効果があったものが実臨床で人に効果があると証明するためにはランダム化比較試験でしっかり検証しなければいけません．さ

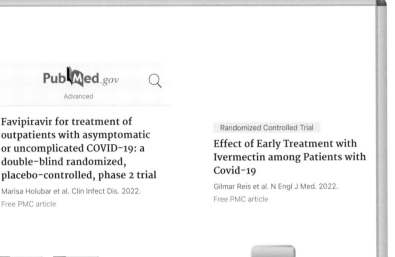

図7 現時点でも有効性は示せていない[4, 8]

　らにそれらをまとめて比較するメタアナリシスを含めて慎重に有効性を検討すべきです．こうした試験を飛ばしてリポジショニング薬を承認するのは非常に危険だと教訓を残しました．

　一方で，薬剤を実際に現場で使ってみて臨床試験として効果があるか証明することも重要ですが，エビデンスが不十分な初期には薬の作用機序からどの薬が効果がありそうか推測して治療法を組み立てることも大事です．実際に現場ではそのように効果があると思われる薬を組み合わせて治療しています．

　COVID-19 ですが，初期には熱，のどの痛み，咳，鼻水などかぜと似たような症状が出ます．その後1週間くらいすると急激に呼吸が悪くなり重症化していきます．重症化する人は熱が長く続いて肺炎を起こします．わかってきたのが，この COVID-19 における肺炎はウイルスが肺をぼろぼろにするだけではなく，ウイルスが体に入った時に排除しようとする私たちの免疫が暴走して肺に炎症が起きることが原因だということです．だから少し遅れて肺炎が起こり悪化するのです．ウイルスに感染してすぐではなく，1週間くらいしてから呼吸や肺の状態が悪くな

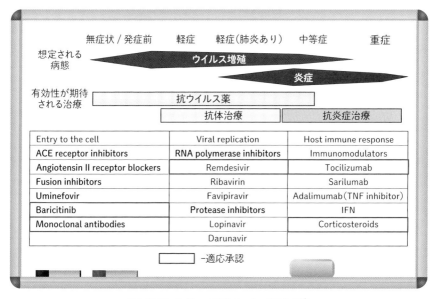

| | 無症状／発症前 | 軽症 | 軽症(肺炎あり) | 中等症 | 重症 |

図8 治療薬の選択および候補[10]

るというのが初期の頃の COVID-19 の典型的な経過でした．つまり，感染初期にはウイルスをやっつける薬が，重症化してしまったら炎症を鎮める薬が必要という推定ができます（図8）．ゆえに治療薬としては，感染してすぐは抗ウイルス薬や，抗体療法といってウイルス表面に作用してウイルスを弱毒化させたり，私たちの免疫がウイルスを認識しやすくして狙いやすくさせて効果を上げるものがあります．

　これらの薬剤は重症化してしまってからはあまり効果がありません．焼野原になってから消防車が来ても遅いということです．重症化して炎症が起きてからはそれを鎮めるための薬を使うことになります．また，炎症が起きるとそこで血が固まり血栓が起きやすくなるため，抗凝固療法を行うというのが基本的な治療戦略になります．

　初期にはウイルスの侵入を防ぐための抗体薬が有効，軽症段階ではウイルスが増えるのを防ぐ抗ウイルス薬が有効，重症化してからは炎症を鎮めるためにステロイド薬を使うというのが基本的な考え方です（図9）．

　現在，COVID-19 治療薬は有効性が証明されたものがいくつか承認されています（図10）．最初に承認されたのがレムデシビルで，点滴の

発症早期	軽症段階	重症化してから
ウイルスの侵入を防ぐ	ウイルスが増えるのを抑える	ウイルスによる炎症を抑える
カシリビマブ/イムデビマブ ソトロビマブ	レムデシビル モルヌピラビル ニルマトレルビル/リトナビル	デキサメタゾン バリシチニブ トシリズマブ
発症早期（1週間以内）に投与 ※カシリビマブ/イムデビマブは 発症予防目的でも使用可	発症早期に投与	軽症例や発症早期には 投与しない

図9 治療薬の選択および候補

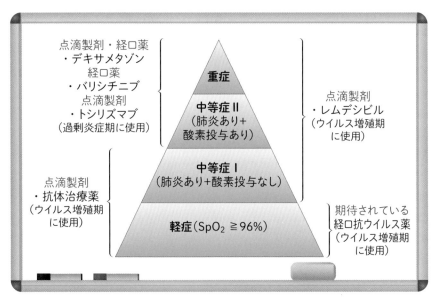

図10 COVID-19 の治療薬（日本における標準治療薬）

抗ウイルス薬です．次にステロイド薬です．これはもともとある薬ですが，新しく COVID-19 に対しての適応が承認されたということです．デキサメタゾンのほか，JAK 阻害薬のバリシチニブと IL-6 阻害薬のトシリズマブはリウマチ治療薬ですが COVID-19 も適応症になっています．これらの免疫抑制薬は重症患者における有効性が証明されました[5, 6, 11]．以上が第 5 波までに承認された薬で，いずれも重症化した人を対象にしたもので，軽症者に対する薬はありませんでした．

そこから暫くして，第 6・7 波になってから軽症者に対する薬が実用化されました．まず抗体治療薬がすでに 3 つ承認されています．経口の抗ウイルス薬は 2 つ承認されています．さらにもう 1 つ，塩野義製薬のエンシトレルビル（ゾコーバ®）が 2022 年 11 月 22 日に緊急承認されています．

○ 抗ウイルス薬 / 抗体治療薬

ここから，今承認されている抗ウイルス薬・抗体治療薬を使ってどのように早期の治療をしているのか説明したいと思います（図 11）．抗ウイルス薬として承認されているのはカシリビマブ / イムデビマブとソトロビマブの 2 つで，もう 1 つ，免疫抑制状態にある人の曝露前の発症予防としての使用を承認されているチキサゲビマブ / シルガビマブ（エバシェルド®）があります．これは使用時にのみ申請をして，国から供給されることになっています．合わせて，レムデシビルと新規経口抗ウイルス薬が認められています．これらの薬剤を発症初期のウイルス増殖期に使います．ステロイドやトシリズマブやバリシチニブは重症化した時のみ，またヘパリンなど抗凝固療法は中等症以上に使えることになっています．

図 12 は経口抗ウイルス薬の作用機序の模式図ですが，新型コロナウイルスは細胞内に侵入するとすぐにウイルスタンパク質の合成が始まり，増殖していきます．ただし合成されるタンパク質は高分子で大きいため，適切なサイズに切り取る必要があります．ここで，プロテアーゼがタンパク質を適切な大きさに切ることでウイルスタンパク質が完成し，増殖していきますが，この働きを止めることでウイルス増殖を防ぐのが

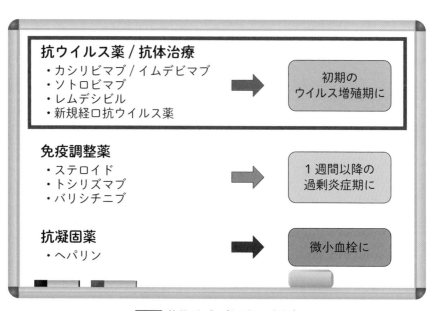

図 11 薬物治療（標準治療薬）

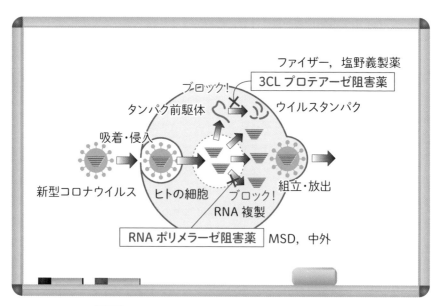

図 12 新型コロナウイルス：経口薬の作用機序

JCOPY 498-02144

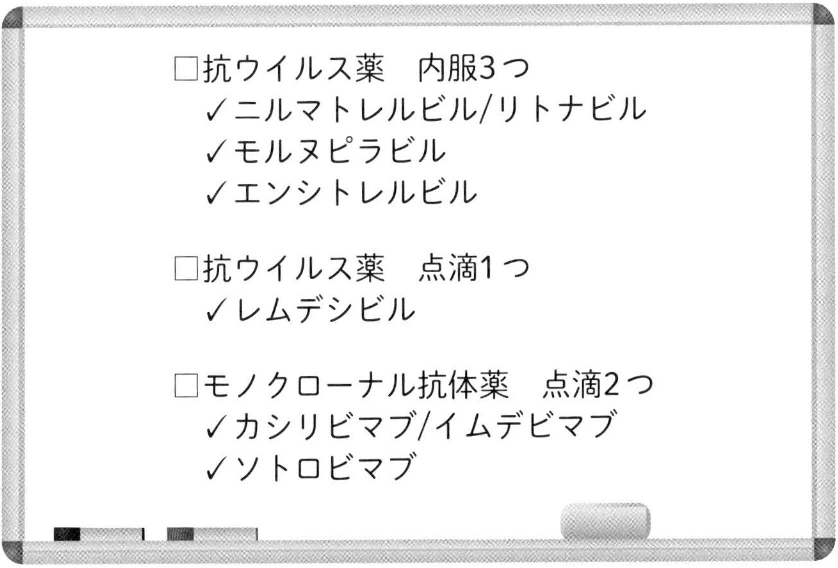

□抗ウイルス薬　内服3つ
　✓ニルマトレルビル/リトナビル
　✓モルヌピラビル
　✓エンシトレルビル

□抗ウイルス薬　点滴1つ
　✓レムデシビル

□モノクローナル抗体薬　点滴2つ
　✓カシリビマブ/イムデビマブ
　✓ソトロビマブ

図13 軽症者用の治療薬

3CL プロテアーゼ阻害薬です.[12] また，ウイルスは遺伝子の情報をコピーしていくことで新しい体を作ることでも増殖していきます．このウイルスのゲノム（RNA）の複製を，ポリメラーゼを阻害することでストップさせると新しい体ができなくなり，細胞内でウイルスが増殖できなくなります．これが RNA ポリメラーゼ阻害薬です[13].　この 2 つが抗ウイルス薬の機序です．RNA ポリメラーゼ阻害薬は MSD と中外製薬が作っていて，承認されている薬剤を挙げるとモルヌピラビル（ラゲブリオ®），3CL プロテアーゼ阻害薬はファイザーと塩野義製薬が作っていて，それぞれニルマトレルビル / リトナビル（パキロビッド®）とエンシトレルビル（ゾコーバ®）です.

　軽症者用の治療薬を図13 にまとめました．内服の抗ウイルス薬は 3 つ，ニルマトレルビル / リトナビル，モルヌピラビル，エンシトレルビルです．ニルマトレルビル / リトナビルがなぜ 2 つくっついているのかというと，リトナビルというのは古くからある HIV 治療薬です．この薬は相互作用が非常に強く，代謝を抑えて一部の他の薬の濃度を上げてしまいます．この弱点を逆に利用して，ニルマトレルビルの作用を高め，

安定させています．リトナビルは HIV の治療でもブーストとして，ロピナビルやダルナビルなど他のプロテアーゼ阻害薬の濃度を安定させるために使われます．このファイザー製の抗ウイルス薬も，本丸であるニルマトレルビルの濃度を安定させるためにリトナビルが入れてあります．一方で，やはりリトナビルが入っていることで使いにくくなる問題があります．さまざまな薬との相互作用により禁忌になってしまうため使いにくいのです．

　モルヌピラビルは使いやすいです．RNA ポリメラーゼ阻害薬であるこちらが日本ではよく使われていますが，あとで説明しますが私はこの状況には問題があると思っています．抗ウイルス薬はもう 1 つレムデシビルがありますが，先ほどの 2 剤と違いこちらは点滴薬です．本来は外来で診る軽症者に対しては点滴だとちょっと使いにくいところがあります．飲み薬の方が使いやすいので，レムデシビルを積極的に使うことは考えにくいです．発症者に使う抗体治療薬も点滴剤が 2 種類ありますが，のちほど説明する理由でどちらも現在使われなくなっています．

　治療薬が出てきたのは大変喜ばしいことですが，誤解していただきたくないのは，薬があるからといってすべての感染者や患者に対してこれを処方するべきというわけではないということです．インフルエンザも本当は全員に薬を処方する必要は全くないのですが，日本では片っ端から陽性とわかるとタミフルなど抗インフルエンザ薬を処方してきた経緯があります．

　COVID-19 も基本的には重症化リスクのある人に対してのみ薬を出せばいいと思っていますが，患者や一部の医療者はタミフルのように全員にすぐ出せる薬を期待しているようです．しかし，これらのコロナ治療薬をタミフルのように使うことはできません．なぜなら，これは承認された臨床試験で効果が示された対象がすべて重症化リスクのある患者だからです[14-16]（図 14）．それだけでなく，ワクチン未接種であること，軽症者であることも加えた 3 つの条件がそろっている患者が臨床試験の対象でした．重症化リスクのない人やワクチンをしっかり打っている人，すでに重症である人に対してこの薬の効果があるかどうかはわかりません．薬の効果が実証されたといっても，重症化リスクのある，ワクチン未接種の軽症者に対してのみ効果がわかっているということなのです．

JCOPY 498-02144

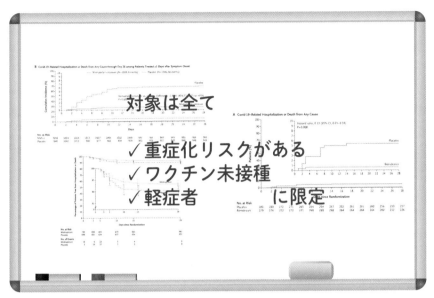

図14 STEP 1：陽性者全員には必要ない[14-16]

○ モノクローナル抗体療法

　　モノクローナル抗体療法のカシリビマブ / イムデビマブ（ロナプリーブ®）の治験結果をみてみましょう[17]（**図15**）．これは二重盲検のランダム化比較試験です．二重盲検というのは患者（被治験者）も治験者も誰がプラセボで誰が本当の薬を飲んでいるのかわからない状態ということです．プラセボかどうかがわかると主観で悪くなった / 良くなったというバイアスが入ってしまいます．実薬が入っている人が736人，偽薬が738人，倍量の実薬を入れた人が1,355人，その偽薬が1,341人で治療効果をみました．結果をみると，実薬を入れた人736人のうち7人（1.0%）が入院または亡くなった一方で，偽薬は24人（3.2%）ということで，1.0%と3.2%を比較し，70%の入院・全死亡を減らした，となります．こうして効果が証明され，この結果はNEJMに掲載されました．これがランダム化比較試験です．十分な症例数で，実薬と偽薬を同等人数で同時に比較して実薬群の患者が良くなるかどうか比率をとります．

緊急使用承認の根拠になったフェーズⅢ試験（二重盲検）

- 18 歳以上の重症化因子を 1 つ以上有する COVID-19 患者 4,057 人
  - 発症 7 日以内，確定診断 3 日以内

	600 mg カシリビマブ / 600 mg イムデビマブ（静脈内）	プラセボ	1,200 mg カシリビマブ / 1,200 mg イムデビマブ（静脈内）	プラセボ
n	736人	748人	1,355人	1,341人
COVID-19 関連の入院 または全死亡	7(1.0%)	24(3.2%)	18(1.3%)	62(4.6%)
相対リスク減少	70%(p=0.0024)		71%(p<0.0001)	
29日目までの死亡	1(0.14%)	1(0.13%)	1(0.007%)	3(0.22%)

図15 カシリビマブ/イムデビマブ（ロナプリーブ®）[17]

　ソトロビマブ（ゼビュディ®）も同様に 528 人対 529 人でランダム化比較試験を行いました[18]（図16）．実薬と偽薬の入院・全死亡人数の対比をとると 79％のリスクを減らしたという結果が出ました．

　モノクローナル抗体はワクチン接種者のブレイクスルー感染においても入院リスクを減らす効果が示されており[19]（図17），この治療法への期待も高まっていました．

　ところがモノクローナル抗体には変異の影響を受けてすぐ効かなくなるという問題があります（図18）．現行のオミクロン BA.5 変異株に対する効果ですが，試験管内の結果としては 2 剤ともすでに効果がないということがわかっています[20]．ロナプリーブ®は 2 種類の抗体が合わさっている，いわゆる抗体カクテル療法ですが，オミクロン株になった時点で効果がないといわれていました．ゼビュディ®はオミクロン株 BA.1 には効くといわれていましたが，BA.2 や現在主流の BA.5 では効かないとされています[21,22]．

　図19 は試験管内でのソトロビマブの BA.2 に対する効果をみた結果で，有効性が下がってしまったことがわかります[23]．

COMET-ICE（フェーズⅡ/Ⅲ試験, 二重盲検）

・18歳以上の重症化因子を1つ以上有するCOVID-19患者1,057人
　- 発症5日以内

	500 mg ソトロビマブ（静脈内30分以上）	プラセボ
n	528人	529人
29日以内のCOVID-19関連の入院または全死亡	6(1%)	30(6%)
相対リスク減少	79%(p<0.001)	
29日目までの死亡	0	1(0.002%)

図16 ソトロビマブ（ゼビュディ®）のCOMET-ICE[18]

・ワクチン接種歴やCOVID-19罹患歴に関係なく投与可能
・ワクチン完了者のブレイクスルー感染においても入院リスクを減らす効果は示されている

モノクローナル抗体療法を投与した場合，COVID-19ワクチンは90日以上間隔をあけてから接種することになっていた

図17 モノクローナル抗体とワクチン[19]

両抗体治療薬とも変異ウイルスにも効果あり

PANGO 系統	主な変異	感受性低下
B.1.1.7（英国由来）	N501Y	2 倍以上の感受性低下なし
B.1.351（南アフリカ由来）	K417N, E484K, N501Y	2 倍以上の感受性低下なし
P.1（ブラジル由来）	K417T+E484K	2 倍以上の感受性低下なし
B.1.427/B.1.429 （カルフォルニア由来）	L452R	2 倍以上の感受性低下なし
B.1.526（ニューヨーク由来）	E484K	2 倍以上の感受性低下なし
B.1.617.1/B.1.617.3（インド由来）	L452R+E484Q	2 倍以上の感受性低下なし
B.1.617.2（インド由来）	L452R+K478T	2 倍以上の感受性低下なし

ロナプリーブ® はオミクロン株には効果がないかもしれないがゼヴュディ® は OK

図18 変異ウイルスに対する効果[20-22]

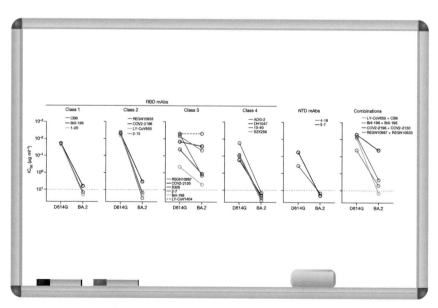

図19 BA.2　ソトロビマブの効果が低下と推定[23]

JCOPY 498-02144

○ ニルマトレルビル / リトナビル（パキロビッド®）

　ということで，今はもう日本で承認されている抗体療法が使えなくなっています．こうなると逆に治療を選ぶのはシンプルで，経口薬2剤と点滴・注射薬のレムデシビルという3つの抗ウイルス薬からどれか1つを選ぶだけになります．

　現在，日本では適応のある患者にはかなりの割合でモルヌピラビルが出されています．しかし，臨床研究の結果わかっている各薬剤の有効性をみてみると，ニルマトレルビル / リトナビルは89％[14]，レムデシビルは87％[15]（ソトロビマブは79％[18] ですがこれも耐性ウイルスができて効かなくなっているので除外と考えます），モルヌピラビルはというと30％[16] です（図20）．薬同士を直接比較しているわけではないので正確とはいえないのですが，それぞれの数字をみるとニルマトレルビル / リトナビルよりもモルヌピラビルは有効性が低いのではないかと思いますよね．それなのに日本で一番使われているのはモルヌピラビルなのです．

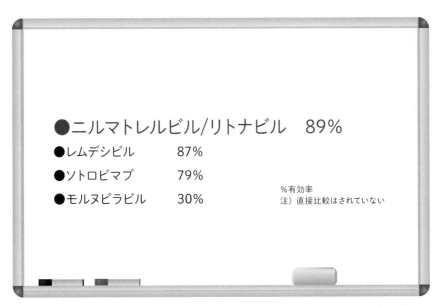

図20 STEP 2：まずは，ニルマトレルビル/リトナビルを検討する[14-16, 18]

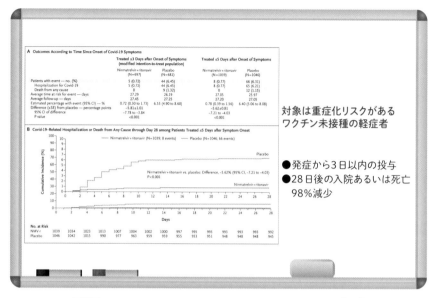

図21 ニルマトレルビル/リトナビル（パキロビッド®）[14]

　ニルマトレルビル / リトナビルについての NEJM に掲載された比較試験をみてみましょう（図21）．対象はこれも重症化リスクのあるワクチン未接種の軽症者です．発症から3日以内の早期投与で28日後の入院あるいは全死亡を89％減らすという結果が出ています[14]．非常に高い効果が示されていますね．

　モルヌピラビル（ラゲブリオ®）も統計的には有意差があり，効果があることがわかっています．対象は同様に重症化リスクのあるワクチン未接種の軽症者ですが，催奇形性がある薬剤のため妊婦は除外されています（図22）．入院・全死亡は減らしますが30％にとどまり，他の薬よりも有効性は低いと考えられます[16]．

日米のガイドライン

　薬剤の話の中でもう1つのポイントはここです．日本も厚生労働省から「新型コロナウイルス感染症（COVID-19）診療の手引き」[24]というガイドラインを出してはいるのですが，それを読んでもどの薬を使った

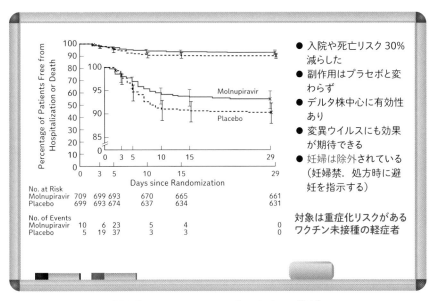

図22 モルヌピラビル（ラゲブリオ®）[16]

らよいのかよくわからない書き方なのです．特に感染症専門ではない先生は困るのではないかと思います．これだけ患者数が増えたので，新型コロナ感染症を専門医だけが診るというのは現実的ではありません．非専門医の先生方にも診療して適切に薬を処方してもらわないと困ります．したがって，本来ガイドラインというのは専門外の人がみてきちんと的確に診療・処方ができるようなものでなければいけません．図23はNIH（National Institutes of Health，アメリカ国立衛生研究所）が出しているガイドラインです[25]．非常によくできていて，これを読むとどの薬を優先的に使えばよいのかよくわかります．ちょっと読んでみましょう．"For All Patients: All patients should be offered symptom management（AIII）．"このAIIIというのは推奨度です．推奨度はこの数字が高いほど高くなっています．この一番高い推奨になっている治療はというと，すべての患者に適切な対症療法を行いましょう，ということです．これは当たり前のことなのでよいでしょう．

次に，重症化リスクのある人に対する最も好ましい治療として書かれているのは"Ritonavir-boosted nirmatrelvir（Paxlovid）（AIIa）"そ

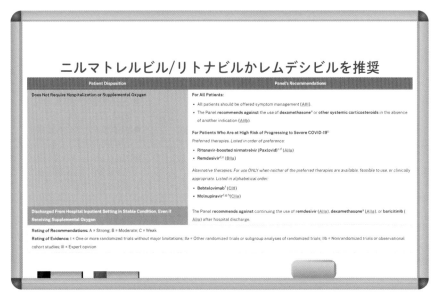

図 23 NIH Treatment guideline[25]

　れがだめなら点滴薬ですが "Remdesivir（BⅡa）" となっています．このガイドラインでは重症化リスクのある人に対してだけ出すように推奨されており，薬剤も選択すべき順番に並んでいます．加えて，明確なエビデンスレベルと推奨度の記載があります．まず検討する薬はニルマトレルビル／リトナビル，それがだめならレムデシビルということでわかりやすいです．そしてこの後に，「上記の望ましい治療薬がどちらも使えない場合に限り使う」代替療法薬剤としてモルヌピラビルが挙げられており，推奨度はCⅡaとかなり低いです．

　ちなみにモルヌピラビルの上に書かれている Bebtelovimab はまだ日本で承認されていない抗体療法薬です．このように，一目見ただけでパキロビッド®かレムデシビルを使うように，という指針がはっきりわかります．

○ パキロビッド®は使いにくい?

　実際に薬剤が使われるようになってからリアルワールドの診療におい

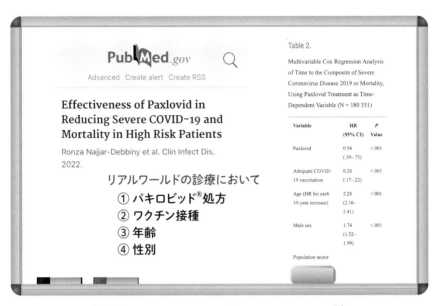

図 24 重症化阻止や死亡率低下のファクター [26)]

て COVID-19 の重症化率・死亡率を下げるためには何が重要なファクターになるかということを調べた疫学研究の結果では，ワクチン接種，年齢，性別が重要だと示されています．それによるとワクチン接種は重要です．年齢は，どうしても高齢になるほど重症化・死亡リスクが高まります．性別ですが実は男性の方が重症化しやすいです．これらに加えて初期にパキロビッド®が処方されているかどうかがその後の重症化に関わるとされています [26)]（図 24）．

　にもかかわらず，第 7 波の途中経過をみると，わが国ではパキロビッド®があまり処方されていません（図 25）．備蓄量はパキロビッド®が200 万人分，ラゲブリオ®が 160 万人分でパキロビッド®の方が多いのに，9 月 30 日までの実際の投与量実績をみるとラゲブリオ®約 62 万人分に対し，パキロビッド®はわずか 4 万 4200 人分です [27)]．圧倒的にラゲブリオが処方されている状況です．この背景の 1 つが取扱薬局数で，ラゲブリオ®は 59,402 施設，パキロビッド®は 18,287 施設です．なんとラゲブリオ®を扱った実績のある施設にしか国はパキロビッド®の取り扱いを認めていないのです．明らかにパキロビッド®の処方制限になって

経口治療薬（確保量）	パキロビッド®	ラゲブリオ®
製薬会社	米ファイザー	米メルク
投与実績（注	44,276	619,621
取扱医療機関・薬局数	18,287	59,402
特長と注意点	9割のリスク低減効果. 同時に使用できない薬剤が約40種類あり，併用に注意が必要な薬剤も多い	入院・死亡リスクを3割低減. 妊婦に使用できない

注）表はラゲブリオが一般流通前の9月15日時点のデータを比較した

図25 わが国ではパキロビッド®はあまり使用されていない[27]

しまっています．本来なら国は，効果のある薬を安全に，必要な人に処方が行き渡るようにサポートすることが役割なのに，使う際に配慮が必要だからといって容易には使えないようにしてしまっているのです．その結果，どちらかというと効果の低い薬がどんどん処方されているのです．

　ニルマトレルビル / リトナビルは確かに使いにくい薬です（図26）．1つは先ほど述べた薬剤相互作用です．リトナビルが入っているせいで，さまざまな薬との飲み合わせに注意が必要です．重症化しやすい高齢者はいろいろな薬を飲んでいることが多いので処方しにくいというのは事実です．また，腎機能障害のある方には使えません．しかし，少し腎機能が悪い程度であれば量を減らすことで対応できます．

　図27が実際のニルマトレルビル / リトナビルの添付文書です．ご覧のとおり大きな表に赤枠で囲まれ列挙されたたくさんの薬が飲み合わせの禁忌となっているのです．このリストをいちいち確認しなければいけないとなると対応しきれない，ということで使われなくなってしまうのです．

JCOPY 498-02144

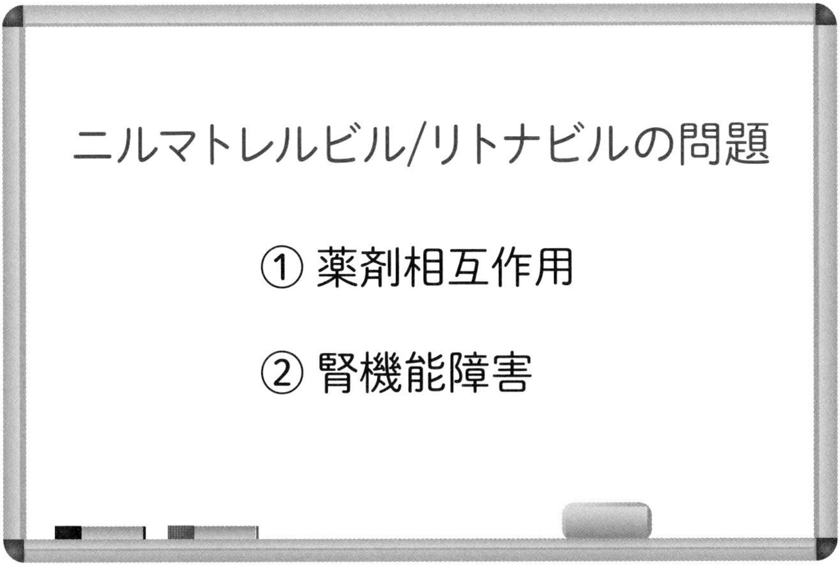

ニルマトレルビル/リトナビルの問題

① 薬剤相互作用

② 腎機能障害

図26 ニルマトレルビル/リトナビルの問題

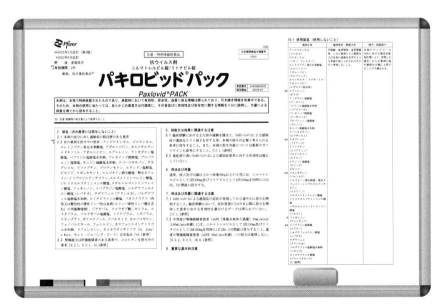

図27 ニルマトレルビル/リトナビル：①薬剤相互作用

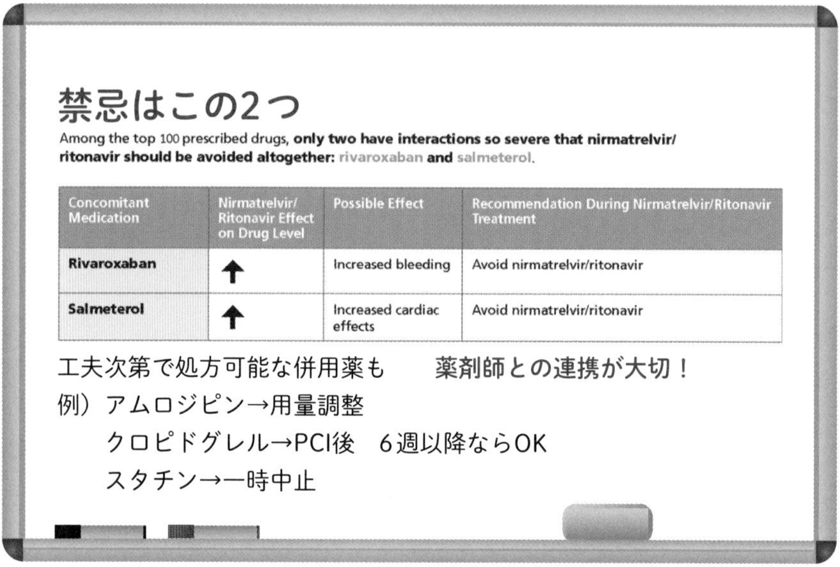

禁忌はこの2つ

Among the top 100 prescribed drugs, **only two have interactions so severe that nirmatrelvir/ritonavir should be avoided altogether:** rivaroxaban and salmeterol.

Concomitant Medication	Nirmatrelvir/Ritonavir Effect on Drug Level	Possible Effect	Recommendation During Nirmatrelvir/Ritonavir Treatment
Rivaroxaban	↑	Increased bleeding	Avoid nirmatrelvir/ritonavir
Salmeterol	↑	Increased cardiac effects	Avoid nirmatrelvir/ritonavir

工夫次第で処方可能な併用薬も　　薬剤師との連携が大切！
例）アムロジピン→用量調整
　　クロピドグレル→PCI後　6週以降ならOK
　　スタチン→一時中止

図28 IDSAガイドラインでは…[29)]

　　ところが，米国感染症学会のガイドラインではどうなっているかというと，ニルマトレルビル/リトナビルはたくさんの薬剤との相互作用があるため注意が必要だが，頻用される薬の中では絶対に禁忌となるのは2剤だけ，とクリアカットに書かれています（図28）.[29)] 頻用薬の中では禁忌なのはこの2剤のみで，そのほかの薬剤は例えば高血圧治療薬のアムロジピンは量を減らすことで対応可能，高脂血症薬のスタチンは，多少コレステロール値が上がっても影響はないためいったん服用中止すればよいだけです．こういったわかりやすい指針が出され，いかにニルマトレルビル/リトナビルを安全に使うことをサポートできるかに重点が置かれています．有効性が高いが使いにくい薬を，いかに正しく，優先して使ってもらうか考えられているのです．日本のガイドラインや添付文書は，ややこしい薬は出すのが怖い，リスクを負いたくないという姿勢が現れたものになっています（図30参照）．禁忌になっている2剤というのはリバーロキサバンとサルメテロールです．これはそれぞれ，リバーロキサバンが効きすぎて出血リスクがある，サルメテロールの血中濃度が高まると頻脈になる恐れがあるため禁忌とされています．なお，

Nirmatrelvir/Ritonavir Renal Dosing Guide:

Estimated Glomerular Filtration Rate (eGFR)*	Nirmatrelvir Dose	Ritonavir Dose
> 60 mL/min	300 mg every 12 hours x 5 days	100 mg every 12 hours x 5 days
≥ 30 to < 60 mL/min	150 mg every 12 hours x 5 days	100 mg every 12 hours x 5 days
< 30 mL/min	Nirmatrelvir/ritonavir not recommended	
* eGFR calculated by CKD-EPI Creatinine Equation (eGFR Calculator | National Kidney Foundation)		

採血での腎機能の確認は
必ずしも必要としない

図29 ニルマトレルビル/リトナビル：②腎機能による調節[29]

　COVID-19治療薬は手書きの申請が必要で，パキロビッド®の場合は処方前にパキロビッド®パック登録センターへの登録，処方後に当該患者の投与実績の入力の合計2回が必要です．ラゲブリオ®は一般流通開始に伴い登録手続きが不要で，患者への同意書のみになったのも，パキロビッド®が使われない理由の1つです．診療に追われる中，煩雑な申請手続きやこうした薬剤の飲み合わせまですべて医師がチェックするというのはあまりにも大変な作業です．本来なら，取扱薬局を増やし，薬のスペシャリストである薬剤師がこうした飲み合わせなどをすべてチェックし，医師と連携して処方していくべきです．取扱薬局を減らすのではなく，薬剤師のサポート体制を整えて処方しやすいシステムを作ることが国の方針として必要だったのではないでしょうか．

　腎機能が悪い場合は，eGFRの値に応じて処方量を減らす必要があります（図29）．eGFRが30 mL/分以下の人は使えないことになっています．米国感染症学会は，ニルマトレルビル/リトナビルの服用期間はたったの5日であるため，採血での腎機能確認は必ずしも必要ではないとしていますが[29]，日本の現場の慣習ではこれは難しく，必要な場合の

6. 用法及び用量

通常、成人及び12歳以上かつ体重40kg以上の小児には、ニルマトレルビルとして1回300mg及びリトナビルとして1回100mgを同時に1日2回、5日間経口投与する。

7. 用法及び用量に関連する注意

7.1 SARS-CoV-2による感染症の症状が発現してから速やかに投与を開始すること。臨床試験において、症状発現から6日目以降に投与を開始した患者における有効性を裏付けるデータは得られていない。[17.1.1参照]

7.2 中等度の腎機能障害患者（eGFR［推算糸球体ろ過量］30mL/min以上60mL/min未満）には、ニルマトレルビルとして1回150mg及びリトナビルとして1回100mgを同時に1日2回、5日間経口投与すること。重度の腎機能障害患者（eGFR 30mL/min未満）への投与は推奨しない。[9.2.2、9.2.3、16.6.1参照]

図30 日本の用量・用法（添付文書より）

腎機能検査は行うことが一般的かもしれません．用量・用法などは日本も同じになっています（図30）．

2022年7月に感染回復後再び陽性となったバイデン大統領はおそらくこれに該当すると思いますが，パキロビッド®は内服後のリバウンドが起こりえます．薬を飲んでいったんよくなっても，5日間くらいすると症状が再発することがあります．PCR検査などで陰性化していた場合（なお，3章で詳しく説明しますが隔離解除に必ずしも陰性化を確認する必要はありません），再度陽性化することがあるのです．実際に起こる確率は数％でそれほど高くありません．私の診療経験ではまだ目にしたことがありません．また，パキロビッド®によるリバウンドは再治療の必要はなく，放っておいてもおおよそ大丈夫です．これまでのところ，リバウンドした人が重症化したりウイルスが薬剤に耐性化して難治になるケースは報告されていません．一方で，感染性があるウイルスがリバウンドにより出てくる可能性があるため隔離期間は延長するべきという推奨が出ています[30]（図31）．これは知っておくとよいでしょう．なお，パキロビッドはイスラエルの観察研究で，主にBA.1ですがオミ

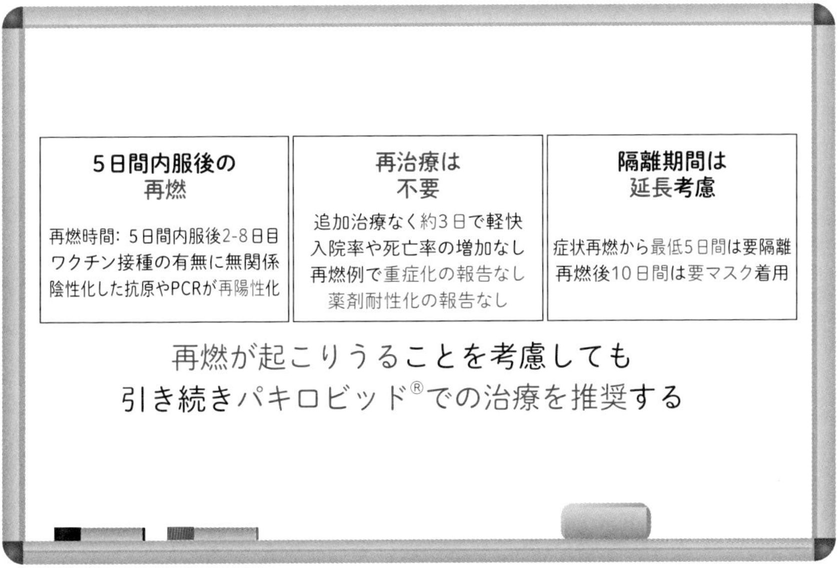

5日間内服後の 再燃	再治療は 不要	隔離期間は 延長考慮
再燃時間: 5日間内服後2-8日目 ワクチン接種の有無に無関係 陰性化した抗原やPCRが再陽性化	追加治療なく約3日で軽快 入院率や死亡率の増加なし 再燃例で重症化の報告なし 薬剤耐性化の報告なし	症状再燃から最低5日間は要隔離 再燃後10日間は要マスク着用

再燃が起こりうることを考慮しても
引き続きパキロビッド®での治療を推奨する

図31 パキロビッド®内服後のリバウンド[30]

クロン株で65歳以上の感染者において，入院73％，死亡85％低下させる結果も示されています[57]．また，重症化ハイリスクのワクチン接種者へも入院や死亡リスクを減らす効果がありそうです[58]．

レムデシビル

　さてパキロビッド®が使えない場合はどうするのか，という段階になって初めてほかの薬を検討します．この時出てくるのはラゲブリオ®ではなく，レムデシビルです（図32）．レムデシビルの有効性はニルマトレルビル/リトナビルとほぼ同じと考えてよいですが[14,15]，点滴薬というハードルがあります．しかも，1本6万円くらいするとても高価な薬です．ニルマトレルビル/リトナビルも1錠7,407.40円，1治療で5万1851.8円とかなり高価です．また，点滴のルートをとるのは患者には痛みが，医療スタッフには作業の負担とCOVID-19への感染リスクが伴い，使いやすいとはいえません．レムデシビルはあくまでパキロビッド®が使えない場合のセカンドチョイスということになります．

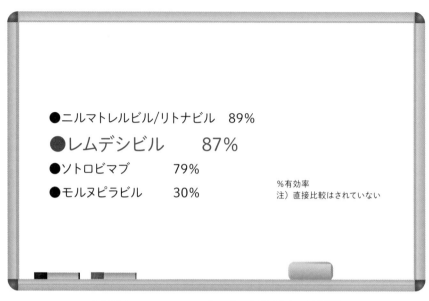

●ニルマトレルビル/リトナビル　89%

●レムデシビル　　　　87%

●ソトロビマブ　　　79%

●モルヌピラビル　　30%

%有効率
注）直接比較はされていない

図32 STEP3: レムデシビルを検討する[14-16, 18]

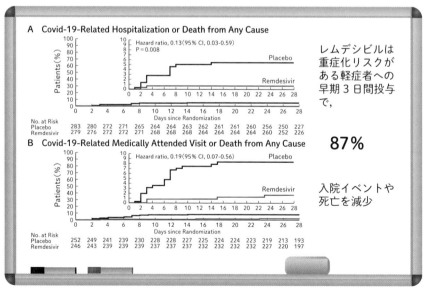

図33 重症化リスクがある軽症者へのレムデシビル[15]

JCOPY 498-02144

有効性としてはランダム化比較試験でプラセボ群に比べ実薬群が大きくリスクを減らすことができるとわかっています[15]．重症化リスクのある軽症者に対し早期に 3 日間投与することで入院・死亡リスクを 87％減少させることが NEJM に報告されています（図 33）．

国産新薬エンシトレルビル（ゾコーバ®）について

少し話は変わりますが，最近話題の国産新薬はどうなのか，ということについてお話ししたいと思います．フェーズⅢの治験結果[31] が製薬会社からリリースされていますが，前回の国の審議会で承認が持ち越しになった際のデータはフェーズⅡ b でした[32]．ここで示されたのが，ウイルスの消失は早まる傾向があるが患者の症状改善には有意差がなかったという結果でした（図 34）．ウイルスが減るならよいではないかと思うかもしれませんが，薬の一番の目的は患者の症状がよくなることです．ウイルスが減るから効果があるというのは試験管の中でしか通用しません．患者を診る臨床医学では，患者がよくならないと意味がなく，効果

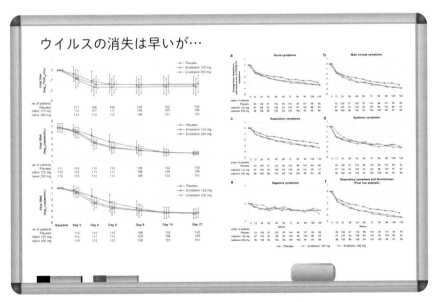

図34 国産の新薬はどうか?? [32]

があるとはいえません．したがって，この段階では承認とはなりません
でした．すでに抗ウイルス薬が2剤あり，治療薬が全くないという状況
ではありませんので，様子をみるという PMDA の判断は妥当だったと
思います．しかしその後，フェーズⅢ試験でわずかに1日ほど症状を改
善させることがわかり緊急承認されました[注]．

　ゾコーバ®の治験対象は重症化リスクのある患者ではなく，リスクの
ない方が主です．少なくともやはり重症化リスクのある患者にはパキロ
ビッド®やレムデシビルで治療すべきでしょう．また，パキロビッド®
が最新の研究では自己療養者の重症化を減らすことが示されたため[59]，
その効果が示されていないゾコーバ®を重症化リスクのない患者に処方
するのは EBM としても勧めにくいです．

○ ステロイド

　ここまでは軽症者への治療，主に抗ウイルス薬について説明してきま
した．ここからは重症化した患者の治療について解説します（図35）．

　酸素投与を要するウイルス肺炎の増悪に対しては，まずはステロイド
薬が使用されます．デキサメタゾンに関する RECOVERY 試験では，
デキサメタゾン6 mg 投与群と投与しない群の死亡率を比較したところ，
デキサメタゾンを投与した方がリスクを減らせるという結果が出まし
た[5]（図36）．

　ただし注意してサブグループ解析までみてください．人工呼吸器や酸
素投与を必要とするような重症の患者ではすべて死亡率が下がっていま
すが，酸素投与の必要のない軽症者ではむしろ死亡率が上がっていま
す[5]．ステロイドと感染症は本来相性が悪く，感染症を悪化させる傾向
があるため軽症者には使わない方が良いです．重症度が高いほどステロ
イドは有効とされています．

　先ほども述べたように，ステロイドと感染症は相性が悪く，感染症を

注）2023年3月に，ゾコーバ®が後遺症に有効かもしれないとメーカーより報告されましたが，
まだ論文発表はされていません．薬価が5万円くらいになるとのことですが，皮肉なことに安価
な糖尿病治療薬（メトホルミン）に後遺症を減らす効果があることも報告されました．今後，コ
スパも踏まえゾコーバ®の使い道がどこにあるのか注視していきたいところです．

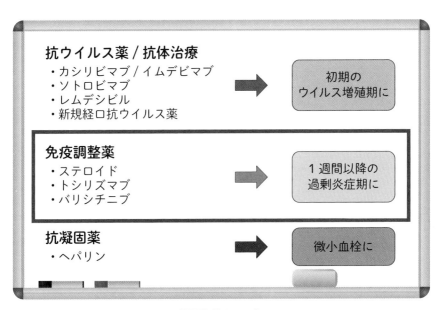

図35 薬物治療

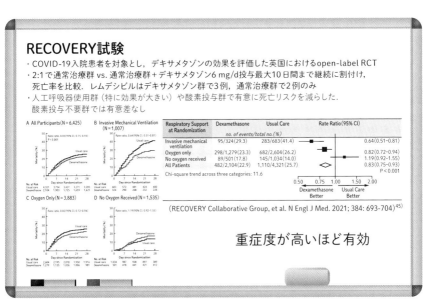

図36 デキサメタゾンに関するRECOVERY試験①[5]

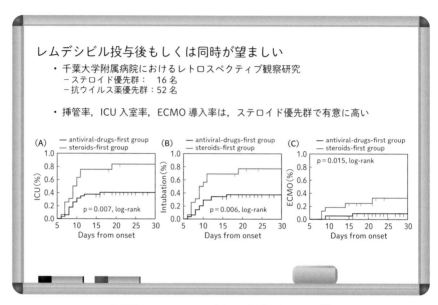

図 37 ステロイドの適切な投与時期は？ [33)]

悪化させる可能性があります．そのため，同時にレムデシビルなど感染症に対する薬剤も投与した方がよいのではないかと考えるかもしれません．それに対するきちんとした研究がまだないのが現状です．パキロビッド®は軽症者にしか試験が行われていないためステロイドを併用する方がよいのかわからないですし，そもそも重症化した患者に経口薬を出してもバイオアベイラビリティ（吸収率）が下がるため有効性が期待できない可能性すらあります．

　つまり，ステロイドを投与するような重症化したケースでは抗ウイルス薬を使うならレムデシビルが唯一の選択肢となります．図 37 に出したのは千葉大学における観察研究の結果です[33)]．臨床試験よりはエビデンスレベルは下がりますし，症例数も少ない研究なのですが，この研究ではレムデシビルを併用した方がステロイド単独使用よりも多少，挿管率や ICU 入室率，ECMO 使用率が下がるのではないかと示唆されました．まだ確かなことはいえませんが，臨床医学の今までの常識としてある程度はステロイドと併用して抗ウイルス薬を使った方が良いのではないかと私も思います．

●RECOVERY試験[5]の結果，デキサメタゾン6 mg/dが推奨

●RECOVERY試験では，デキサメタゾン群でも死亡率が20%を超えており，
　　ステロイドの投与時期や投与量に関して症例毎に慎重に考慮する必要がある
　　-症例によっては，デキサメタゾン6 mg/dでは不十分な可能性？
　　-デキサメタゾン6 mg＝mPSL 32 mg＝PSL 40 mg

●イランの研究グループが行った，重症COVID-19患者に対する
　　mPSL 2 mg/kg（N＝44）vs デキサメタゾン6 mg/d（N＝42）の三重盲検
　　RCTでは，mPSL群で有意な臨床的改善や増悪抑制を認め，死亡率もmPSLで
　　低い傾向（18.6% vs 37.5%，p＝0.076）[34]

●有意差はないが12 mgのデキサメタゾンの方が6 mgよりやや効果が高い傾向[35]

●ステロイドはレムデシビルの投与後あるいは同時の方が挿管率が低い観察研究[62]

図38 ステロイドの適切な用量・種類は？[5,34,35,62]

　さてデキサメタゾン6 mgというのは，特発性の間質性肺炎で用いている治療量の感覚として少し少ないのではないかと感じます．プレドニゾロンで換算すると約30 mgの力価です．ステロイドパルス療法では1,000 mg使うこともあるくらいですから，増やした方がよいのではないかという臨床的な疑問が出てきます．これに関して，イランの研究グループが行った小規模な三重盲検のランダム化比較試験では，メチルプレドニゾロンを多く入れた方がデキサメタゾン6 mgよりも効果が高く，臨床的改善がやや良好だったと報告されています[34]．ただし死亡率は変わらないとのことでした．この報告は症例数が少ないため，まだこの研究結果だけでは判断ができません．

　また，もう少し規模の大きな研究では，デキサメタゾン12 mgと6 mgの比較で，低酸素血症のより重症度の高い症例では12 mgの方が多少よいとするものもありますが，断定するほどの有意差はなかったとされています[35]．現状は，デキサメタゾンを6 mgが一番よいと考えてください（図38）．

　この課題について2022年JAMAに，デキサメタゾンを20 mgと

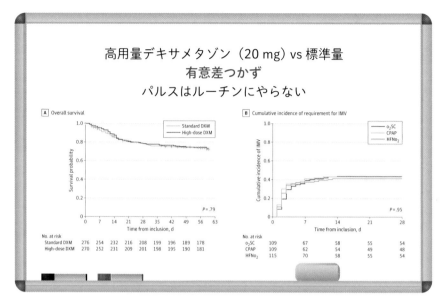

図39 デキサメタゾン高用量vs標準量[36]

　6mg 投与した群で効果の差はなかったという報告が出ています[36]（図39）．このことから，現時点ではデキサメタゾン 6mg が最も妥当だと思います．パルス療法はなおさら有効性は示されていないため少なくともルーチンにやるべきではないということです．

○ トシリズマブ

　トシリズマブはリウマチに対して使われる生物学的製剤です（図40）．SARS や MERS などのコロナウイルス感染症患者では IL-6 の値が上がることがわかっており，これを阻害する働きのあるトシリズマブの効果に期待されていました．最初のうちはランダム化比較試験を行っても効果が証明できませんでしたが[37-41, 43]，その後有効性を示す研究結果が出てきました．REMAP-CAP1[42] や RECOVERY 試験[6] の 2 つの試験で，トシリズマブをステロイドに併用した場合，特に ICU 入室のような重症例で死亡率を下げることや，呼吸不全，CRP 高値などを認める重症例で生存率が上がることがわかりました．

- SARSやMERSにてIL-6を中心としたサイトカインが放出されて重症化に関わるのではないかという推測から，IL-6を阻害するトシリズマブにも効果が期待
- 初期の複数のランダム化比較試験では臨床症状の改善や死亡率低下を示せなかった
- ステロイドの使用が標準治療となった複数の臨床試験でトシリズマブの有用性が示された
- REMAP-CAP1
  ICU入室24時間以内にトシリズマブの併用が死亡率を下げる
  （N Engl J Med. 2021; 384: 1491-502. PMID : 33631065）
- RECOVERY
  呼吸不全とCRP高値の症例で増悪率を下げ，生存率を上げることが示された（Lancet. 2021; 397: 1637-45. PMID : 33933206）

図40 トシリズマブ[6, 42]

	RCT-TCZ-COVID-19	CORIMUNO-19 Cohort	BACC Bay	COVACTA	EMPACTA	REMAP-CAP	TOCIBRAS
n	126人 ・TCZ 60人 ・対照 66人	130人 ・TCZ 63人 ・対照 67人	243人 ・TCZ 161人 ・対照 82人	452人 ・TCZ 294人 ・対照 144人	377人 ・TCZ 249人 ・対照 128人	747人 ・TCZ 353人 ・対照 402人	126人 ・TCZ 60人 ・対照 66人
重症度	Severe	Moderate-Severe	Severe	Severe-Critically ill	Severe	Critically ill ICU入室後 心肺支持療法開始 24時間以内	Severe-Critically ill
年齢	約60歳	約64歳	約60歳	約60歳	約56歳	約61歳	約57歳
性別	男性 約77%	男性 約70%	男性 58%	男性 70%	男性 60%	男性 約72%	男性 68%
発症日からの日数	約8日	約10日	約9日	TCZ 約11日 対照 約10日	約8日	不明 ICU入室後 約13時間	TCZ 約10日 対照 約9.5日
レムデシビル使用	なし	-TCZ 0 -対照 1.5%	-TCZ 33% -対照 29%	不明	-TCZ 52.6% -対照 58.6%	32.8%	なし
ステロイド使用	-TCZ 9.8% -対照 10.6%	-TCZ 30% -対照 55% (day 14まで)	-TCZ 11% -対照 6%	-TCZ 36.1% -対照 54.9%	-TCZ 55.4% -対照 67.2%	93.3%	-TCZ 83.6% -対照 88.7%
TCZ死亡率	3.3% (30-day)	1.1% (28-day)	5.6% (28-day)	19.7% (28-day)	10.4% (28-day)	28.0% (院内死亡率)	21% (28-day)
対照群死亡率	1.6% (30-day)	12% (28-day)	3.8% (28-day)	19.4% (28-day)	8.5% (28-day)	35.8% (院内死亡率)	9% (28-day)
その他	Open label underpowered	Open label				Open label	Open label underpowered

図41 トシリズマブ RCT: Summary①[37-43]

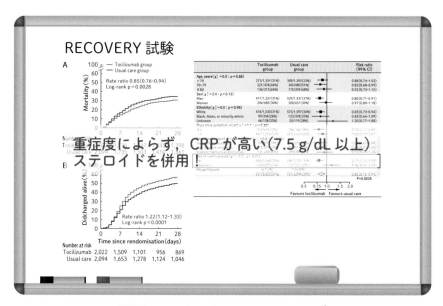

図 42 トシリズマブ： RECOVERY試験[6]

　図 41 にこうした重要な臨床試験をまとめました．比較してみるとよくわかるのですが，ネガティブな結果が出たものはステロイドが使われておらず，ポジティブな結果が出た研究ではステロイドが併用されてる傾向があります．後半の臨床試験ではステロイドがすでに標準治療になっているので使っていることがほとんどなのです．

　図 42，図 43 で推定されることは，トシリズマブが効果を発揮するのはステロイドの併用が前提になると考えられるということです．トシリズマブを使う条件としては，ICU に行くような重症例であること，あるいは CRP が高値の中等症以上ではステロイドを併用して使うことが挙げられます．私たちは最重症例で実際によく使っていました．

JCOPY 498-02144

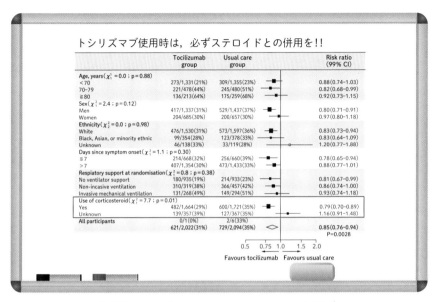

トシリズマブ使用時は，必ずステロイドとの併用を！！

	Tocilizumab group	Usual care group		Risk ratio (99% CI)
Age, years (χ_1^2 = 0.0；p = 0.88)				
< 70	273/1,331 (21%)	309/1,355 (23%)		0.88 (0.74-1.03)
70-79	221/478 (44%)	245/480 (51%)		0.82 (0.68-0.99)
≧80	136/213 (64%)	175/259 (68%)		0.92 (0.73-1.15)
Sex (χ_1^2 = 2.4；p = 0.12)				
Men	417/1,337 (31%)	529/1,437 (37%)		0.80 (0.71-0.91)
Women	204/685 (30%)	200/657 (30%)		0.97 (0.80-1.18)
Ethnicity (χ_2^2 = 0.0；p = 0.98)				
White	476/1,530 (31%)	573/1,597 (36%)		0.83 (0.73-0.94)
Black, Asian, or minority ethnic	99/354 (28%)	123/378 (33%)		0.83 (0.64-1.09)
Unknown	46/138 (33%)	33/119 (28%)		1.20 (0.77-1.88)
Days since symptom onset (χ_1^2 = 1.1；p = 0.30)				
≦7	214/668 (32%)	256/661 (39%)		0.78 (0.65-0.94)
>7	407/1,354 (30%)	473/1,433 (33%)		0.89 (0.77-1.01)
Respiratory support at randomisation (χ_2^2 = 0.8；p = 0.38)				
No ventilator support	180/935 (19%)	214/933 (23%)		0.81 (0.67-0.99)
Non-incasive ventilation	310/319 (38%)	366/457 (42%)		0.86 (0.74-1.00)
Invasive mechanical ventilation	131/268 (49%)	149/294 (51%)		0.93 (0.74-1.18)
Use of corticosteroid (χ_1^2 = 7.7；p = 0.01)				
Yes	482/1,664 (29%)	600/1,721 (35%)		0.79 (0.70-0.89)
Unknown	139/357 (39%)	127/367 (35%)		1.16 (0.91-1.48)
All participants	0/1 (0%)	2/6 (33%)		
	621/2,022 (31%)	729/2,094 (35%)		0.85 (0.76-0.94) P=0.0028

0.5 0.75 1.0 1.5 2.0
Favours tocilizumab Favours usual care

図43 トシリズマブRCT：RECOVERY 試験[6]

○ バリシチニブ

　バリシチニブは経口の JAK 阻害薬というリウマチ治療薬です．こち
らは最初，ステロイドではなくレムデシビルと併用することで中等症以
上の患者の回復を早めるという結果がランダム化比較試験で出ていまし
た[44]（図44）．この時は当初はステロイドと併用した場合の有害事象の
評価が不透明で，この臨床試験を根拠にステロイドが使えないケースに
対してレムデシビルとバリシチニブを併用するという推奨でした．

　ところがその後フランスの Lancet Respiratory Medicine に掲載さ
れた，COV-BARRIER 試験ではステロイドが治療薬として投与されて
いる状態でバリシチニブを併用した結果，28 日目までの全死亡率を下
げることが証明されました[45]（図45）．呼吸状態の悪化に関してはあま
り差がありませんが，全死亡率が下がることがわかりました．この試験
では必ずしもレムデシビルが使われているわけではない一方で，ほとん
どの症例でステロイドを併用しています．この報告が出るまではステロ
イドを使用しないケースに対してバリシチニブを使う方針でしたが，こ

ACTT-2 試験

・COVID-19 入院患者を対象とし，レムデシビル（10 日以内）にバリシチニブ（14 日以内）またはプラセボを投与した二重盲検 RCT
・1,033 人の患者（515 人：バリシチニブ群，518 人：プラセボ群）に割付け，プライマリアウトカムは回復までの期間，セカンダリアウトカムはランダム化から 15 日目の臨床状態

重症度	年齢	性別	発症日からの日数	ステロイド使用	臨床的回復	死亡率(28-day)
Moderate〜Severe	約 55 歳	男性約 63%	8 日(5〜10)	RDV + Bari 10.9% vs RDV + Placebo 12.9%	（全体）RDV + Bari 7 日 vs RDV + Placebo 8 日 （HIV + HFOD 群）RDV + Bari 10 日 vs RDV + Placebo 18 日	（全体）RDV + Bari 5.1% vs RDV + Placebo 7.8% （低流量酸素投与群）RDV + Bari 1.9% vs RDV + Placebo 4.7% （HIV + HFOD 群）RDV + Bari 7.5% vs RDV + Placebo 12.9%

NIV: non-ivssive ventilation
HFOD: high flow oxygen devices

図 44 レムデシビル+バリシチニブ①[44]

レムデシビル+バリシチニブ
COV-BARRIER 試験

・COVID-19入院患者を対象とし，標準治療にバリシチニブまたはプラセボを最大 14 日間投与した二重盲検 RCT

・1,525 人の患者（764 人：バリシチニブ群，761 人プラセボ群）に割付け，プライマリアウトカムは 28 日目までに高流量酸素療法・非侵襲的人工呼吸・侵襲的機械換気・死亡のいずれかに移行した割合，セカンドアウトカムは 28 日目までの全死亡率

・低流量酸素群が約 64%，NIV・HFOD が約 24%，非酸素投与群が 12%（機械換気群なし）

重症度	年齢	性別	発症日からの日数（7 日以上）	RDV使用	ステロイド使用	侵襲的人工呼吸または死亡の複合エンドポイントへの到達率	全死亡率(by 28-day)
Moderate〜Severe	約 57 歳	男性約 64%（Bari） vs 約 62%（標準）	82.0%（Bari） vs 84.7%（標準）	約 18.4%（Bari） vs 約 19.4%（標準）	約 80.3%（Bari） vs 約 78.3%（標準）	約 27.8%（Bari） vs 約 30.5%（標準）	約 8.1%（Baricitinib） vs 約 13.1%（標準）

NIV: non-invasive ventilation
HFOD: high flow oxygen devices

図 45 レムデシビル+バリシチニブ②[45]

JCOPY 498-02144

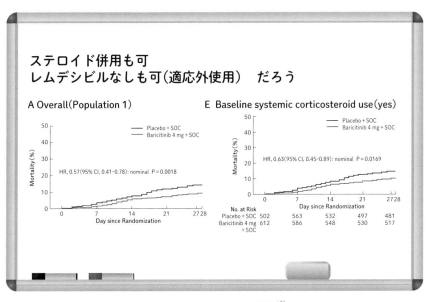

ステロイド併用も可
レムデシビルなしも可（適応外使用）　だろう

A Overall(Population 1)

HR, 0.57(95% CI, 0.41–0.78): nominal P＝0.0018

E Baseline systemic corticosteroid use(yes)

HR, 0.63(95% CI, 0.45–0.89): nominal P＝0.0169

図46 ステロイドとの併用[45)]

のCOV-BARRIER試験から，やはりステロイドを使える場合はなるべく使った方がよく，むしろレムデシビルはなくてもよいということに変わりました.

　日本ではレムデシビルとの併用で適応とされていますので，レムデシビルを併用しないのは適応外となりますが，実際の現場ではレムデシビルよりもステロイドを必ず併用した方が良いと思います（図46）. なお，こういったリウマチ治療に使われる免疫抑制薬や生物学的製剤は基本的にどちらか1つしか使いません. 実験的に併用している施設もあるようですが，まだ安全性がわかっていません. 免疫が非常に抑制されるためリウマチ専門医でも生物学的製剤を併用することは基本的にはないと聞いています. 重篤な感染症が起こるかもしれませんし，何が起こるかわかりません. 安全性が保証できないのに，併用して効果が増すともわからないため，今のところどちらかしか使いません.

　さて薬の選択について私が実際にどうしているのかというと，生物学的製剤を使うのは最重症ケースですので経口薬が使いにくいことも少なくなく，点滴剤であること，1回投与で終わること，日本でステロイド

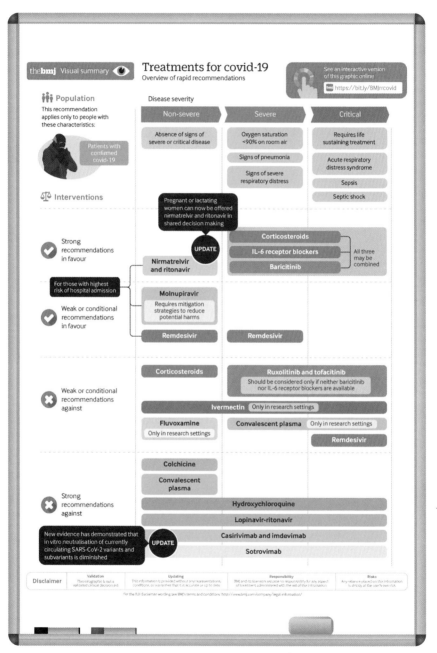

図47 WHOのガイドライン[60)]

との併用も認可されていること，試験でもレムデシビルとバリシチニブの併用は機械換気の症例を除外されているため重症例の評価不明であることから，私はトシリズマブをステロイドと併用することの方が多かったです．なお，最近 WHO はステロイド，バリシチニブ，トシリズマブの 3 剤併用も提案してきているようですが[60]（図 47），NIH のガイドラインではいまだ 3 剤併用は推奨していません．

日本の診療の手引きと実臨床での考え方

さてここまで重症例の治療について話してきましたが，ここで少し日本の診療の手引きをみてみましょう[24]（図 48）．軽症者・中等症者ではモルヌピラビルやニルマトレルビル / リトナビル，あるいは中和抗体薬と列挙されていますが，先ほどのアメリカのガイドラインと比べると，どの薬をまず使ったらよいのかわからないのです．エビデンスレベルや，推奨度の記載もありません．優先度は並列のようにも取れますし，上から順であればレムデシビルが最初になってしまいます．つまり，診療の

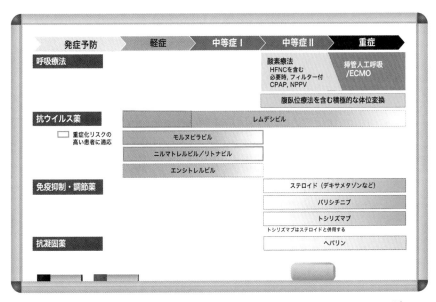

図48 厚生労働省 診療の手引きでの重症度別マネジメントのまとめ[24]

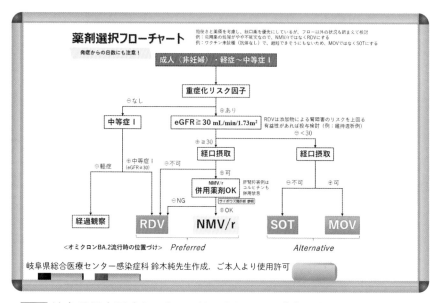

図49 岐阜県総合医療センターで使用されている薬剤選択のフローチャート

　手引きとは言いながらも，専門外の先生がみた時にどの薬を選べばよいのかよくわかりません．手を引いてあげていないのです．ガイドライン，診療の手引きとしては完成度が低いのではないかと思います．やはりどの薬を優先して使うべきなのか，また本当にその薬が使えないケースはどうすべきなのかもっとわかりやすく手を引くべきだと思います．

　図49は私の知り合いの感染症専門家である鈴木　純先生が作成した，岐阜県総合医療センターで使用されている薬剤選択のフローチャートです．これに従えば，重症化リスクがない場合は基本的に薬は不要とわかります．一方で基礎疾患があるなど重症化リスクのある人は，腎機能が悪くない場合には経口で薬が飲めるならニルマトレルビル / リトナビル，飲めない場合はレムデシビルを点滴で使う，腎機能が悪い場合だけモルヌピラビルを使うということがはっきりわかります．なおこの図は少し前に作られたものなのでソトロビマブが入っていますが，今はBA.5に変異しているためソトロビマブは使えません．このフローチャートに沿っていくと薬剤の選択が迷いなく，間違いなくできますね．国もガイドラインとしてこういったものを提示すべきではないかと思います．

JCOPY 498-02144

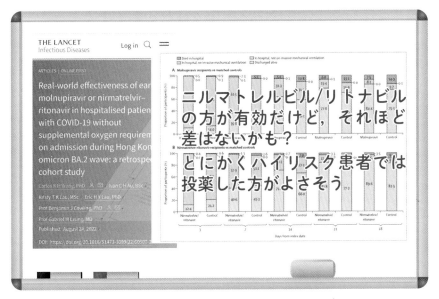

図50 Lancetに載ったリアルワールド研究[46)]

　ここまでの私の話を聞いていると，ニルマトレルビル/リトナビルを使うことを推奨しているように聞こえるかもしれませんが，問題点があります．ニルマトレルビル/リトナビルとモルヌピラビルを比較した試験がないので，本当にモルヌピラビルの方が効果が下がるのかどうか実際にはわからないのです．図50はLancetに載ったリアルワールド研究で，ニルマトレルビル/リトナビルやモルヌピラビルを使用した人の追跡では，どちらの薬であっても，重症化リスクのある人の場合は服用しないよりも服用した方がリスクが下がるという結果でした[46)]．2剤の比較としては少しだけニルマトレルビル/リトナビルの方がやはりよいのですが，前述したような単独のランダム化試験で示された30％と87％というほどの大きな有効性の差はないようです．いずれの薬剤にせよハイリスク患者では早めに治療薬を投与をした方がよさそうです．

　抗体治療薬も新しいものが出ています（図51）．tixagevimabとcilgavimabという2種類の合わさったカクテル療法で，BA.5にも有効とされています．これが期待できそうだと思うかもしれませんが，臨床試験で示された有効性は50％程度でした[47)]．既存の薬よりも有効性の

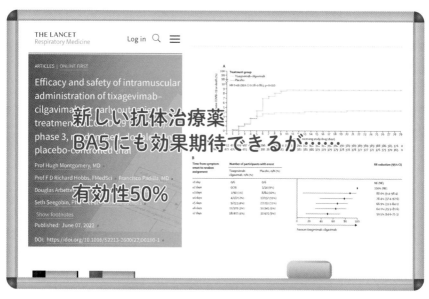

図51 抗体治療薬の臨床試験結果[47]

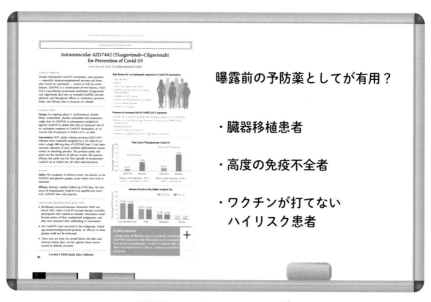

図52 曝露前の予防薬は? [48]

JCOPY 498-02144

面で少し見劣りするのではないかと思います.

　現時点ではアメリカも日本もこの薬を治療薬として使うための供給はしていません.どちらかというとこれはワクチンを接種しても免疫が付きにくい,重症化リスクの高い人に対して曝露前予防の受動免疫として抗体を補充する意味で使おうとしています[48]（図52）.例えば,臓器移植をした方で免疫抑制薬を使っている場合,HIVなどの高度の免疫不全がある場合,ワクチンがアレルギーなどで接種できないが重症化リスクの高い場合などの症例で重症化や感染を防ぐ目的で投与するのが主な使い道になると思います.とはいえ,この抗体薬は新しい変異株BQ1.1などにはすでに効果が期待できないようです[61].抗体療法の賞味期間は短いです….

抗菌薬は使うのか？

　最後によくある2つの疑問,「抗菌薬を使うのか」,「ステロイドはデキサメタゾン6 mgがベストなのか」についてお答えします.

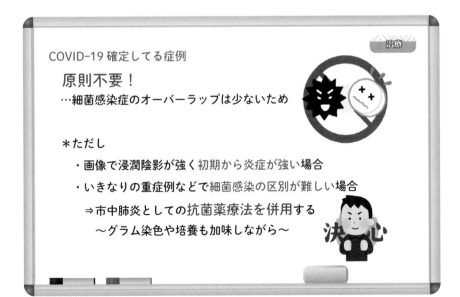

図53 抗菌薬使う？ 使わない？①

インフルエンザや肺炎球菌との共感染も
…筆者は聞いているし，経験もしている

＊１つ見つけて安心しない
＊ただし
　初期は純粋なウイルス肺炎で，
　＝細菌感染の合併率は**低い**
　　：細菌感染の合併率は 2.2〜7%
　　：血液培養の陽性率は 1.6%

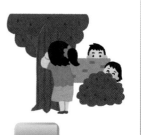

図54 他のウイルスとの共感染もあるので丁寧に症状をみる[49-51]

　まず，抗菌薬を使うべきかどうかですが（図53），第1波の頃はよくわかっていませんでした．第2波，第3波の頃から私は抗菌薬は原則として使わなくてよいと思っていました．それは，COVID-19 は純粋なウイルス性肺炎で細菌感染症を合併することが非常に少ないからです[50,51]．抗菌薬を使うと耐性菌や副作用のリスクもあり，余計な費用も負担になるため使わなくていいでしょう．

　ただし，発生する確率は低いものの，インフルエンザや肺炎球菌との共感染も報告されていましたし，入院後に院内肺炎など細菌感染を併発することもあるため[49]，丁寧に患者の症状などをみて必要かどうか判断してください．原則としては抗菌薬は不要です（図54）.

　仮に抗菌薬を使っても臨床経過や培養結果をもとに正しくやめてデエスカレーションしていかないと，コロナ病棟はコロナの感染症対策をしているとはいえ，一般のそのほかの感染対策としては脆弱であり，抗菌薬による耐性菌選択圧の高い ICU と同様に気をつけないとかえって耐性菌の温床になりかねません．やはり適正使用が望まれます（図55, 図56）.

JCOPY 498-02144

●明らかなウイルス肺炎
　⇒抗菌薬は使用しない

●経過の中で，細菌感染の根拠がある
　⇒院内肺炎に準じて抗菌薬投与を検討

*インフルエンザのように
　黄色ブドウ球菌や MRSA の感染が増えるのか？

⇒そのような印象！　ワクチン完了症例，2 蜂性の悪化，
　片側浸潤陰影など　抗菌薬投与を検討

図55 抗菌薬使う？ 使わない?②

実際…
　黄色ブドウ球菌や腸内細菌の菌血症の併発を
　　重症者で経験している
しかし
　対応はいつもの ICU での感染症診療と同じ印象

COVID-19 病棟でも望まれること
・血液培養 2 セット
・必要な培養採取
・原則に従った感染症診断治療

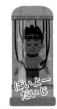

図56 抗菌薬使う？ 使わない?③

● 結節影 6/20，halo-sign/cavity 形成が 2/20
● 残りは全て COVID-19 間質性肺炎と区別できず
● BAL 培養陽性は 16/22（72.7%）
● BAL ガラクトマンナン陽性 14/21（66.7%）
● 血清ガラクトマンナン陽性 6/28（21.4%）
● 死亡 21/33（63.6%）

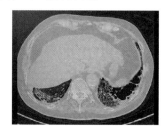

図 57 アスペルギルスに注意[52]

　　ステロイドや免疫抑制薬を使用している場合や，COPD などで肺構造が変化し機能低下している場合は，アスペルギルスのような糸状真菌症の合併にも注意が必要です（図 57）．私たちも 1 例亡くなってしまった例を経験しています．典型的な肺アスペルギルス症の CT 像ではないことも多く，血液検査でも真菌のバイオマーカー（β-D-グルカン，ガラクトマンナン抗原）が上がらないことが多いです[52]．非常に診断が難しいですが，抗菌薬に治療抵抗性の場合もハイリスク患者では疑う必要があります．

○　臨床像の変化

　　図 58，図 59 の報告は，COVID-19 の臨床像が変わってきているのではないかという話題です．今までは COVID-19 は純粋なウイルス肺炎でしたので，時間が経ってから重症化してきました．ウイルス肺炎になるケースや人工呼吸器が必要な重症者が減っているのは，オミクロン株 BA.5 になりウイルスがただ弱くなっただけではなく，ワクチン接種

JCOPY 498-02144

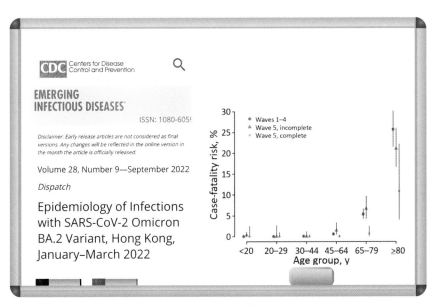

図58 報告①[53]

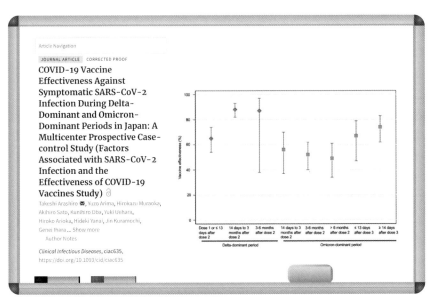

図59 報告②[54]

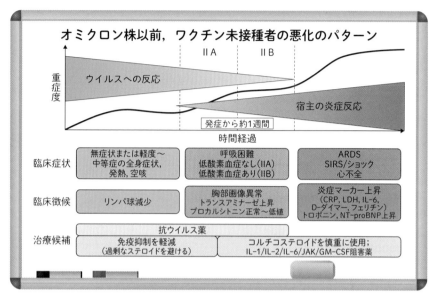

図60 ワクチンが臨床像を変えた！[55]

が普及したことの影響も大きいと推定されます[53,54]．軽症者が増えているだけでなく，仮に肺炎を起こしたとしても今までとは原因や臨床像が異なります．

　オミクロン株以前はウイルスに感染するとウイルス肺炎を起こして次第に免疫の炎症反応で重症化するため，抗菌薬は不要であり初期には抗ウイルス薬を，重症化してからはステロイドや免疫抑制薬を適切に使用するという方針でした[55]（図60）．

　ところがオミクロン株の流行以降，特に高齢者などの衰弱した人はウイルス感染を起こした後，しばらくして細菌感染を合併するケースが増えてきました（図61）．なので今までと違って抗菌薬を使うことが第7波では明らかに多くなりました．また，細菌感染症が合併していることで，ステロイドはむしろ使いにくくなりました．細菌感染を悪化させないためにもステロイドの適応はより慎重にしなければいけません．

　細菌感染を合併する場合，市中肺炎への対応の方法がCOVID-19での二次性細菌性肺炎の対応に有用と思います．やはり，市中肺炎の原因菌を想定しながらグラム染色を行い，抗菌薬を選択しましょう（図62）．

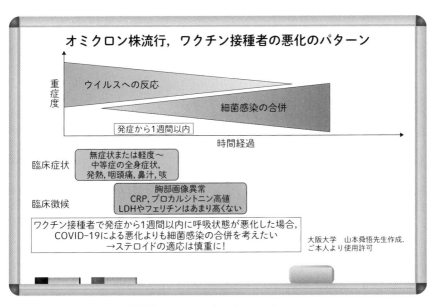

図61 ワクチンが臨床像を変えた！

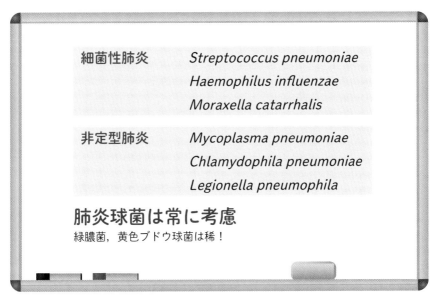

図62 市中肺炎の原因微生物

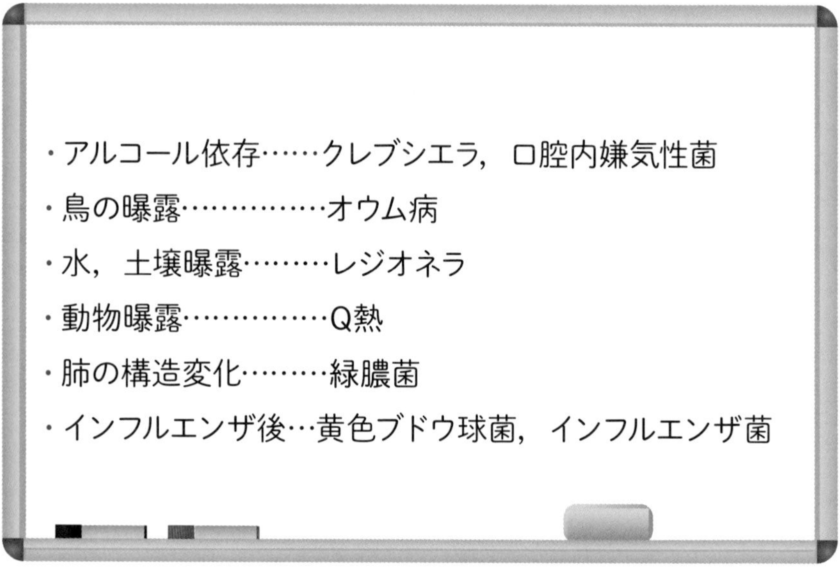

・アルコール依存……クレブシエラ，口腔内嫌気性菌

・鳥の曝露…………オウム病

・水，土壌曝露………レジオネラ

・動物曝露…………Q熱

・肺の構造変化………緑膿菌

・インフルエンザ後…黄色ブドウ球菌，インフルエンザ菌

図63 特殊な微生物は背景が大切！

市中肺炎でも特殊な背景があると特殊な原因微生物が想起できます（図63）．COVID-19では自験例でも肺炎球菌や黄色ブドウ球菌が多い印象があり，インフルエンザ後の肺炎と似た印象です．したがって，これらがカバーできるセフトリアキソンやアンピシリン/スルバクタムで開始することが多いです．ただし，最重症例や痰グラム染色で明らかに黄色ブドウ球菌が疑われる際にはバンコマイシンなどでMRSAも初期カバーしてもよいでしょう．

○ ステロイドの投与量は？

次によくある疑問「ステロイドはデキサメタゾン6 mgがベストなのか」についてお答えします．

ステロイドの量は前述したとおり，RECOVERY試験のデキサメタゾンを6 mgが本当にベストなのかどうかは実はよくわかりません．

メチルプレドニゾロン2 mg/kg[34]や高用量の方がよい結果だとする報告[56]もありますが（図64），先ほど紹介したJAMA掲載のデキサメ

JCOPY 498-02144

RECOVERY 試験の結果は COVID-19 の重症肺炎はステロイド反応性があるということを示しているが至適用量は不明である

ステロイド
m PSL 2 mg /kg や
パルス療法

- 小規模の RCT で，mPSL 2 mg /kg を 5日で半減
  改善は早く人工呼吸の回避率が高い
  生命予後は変えない

- パルス療法が生命予後を改善するという観察研究などあるが，エビデンスの質は低い

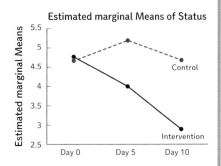

Estimated marginal Means of Status
Estimated marginal Means
5.5
5
4.5
4
3.5
3
2.5
Control
Intervention
Day 0
Day 5
Day 10

図 64 ステロイド　mPSL 2 mg /kg やパルス療法[34, 56]

- ゆっくり低酸素血症進行
  まずは，標準のデキサメタゾン

- 進行が急激，すりガラス陰影の面積が大きい
  2 mg /kg mPSL

図 65 ステロイドを岡はこうしていた

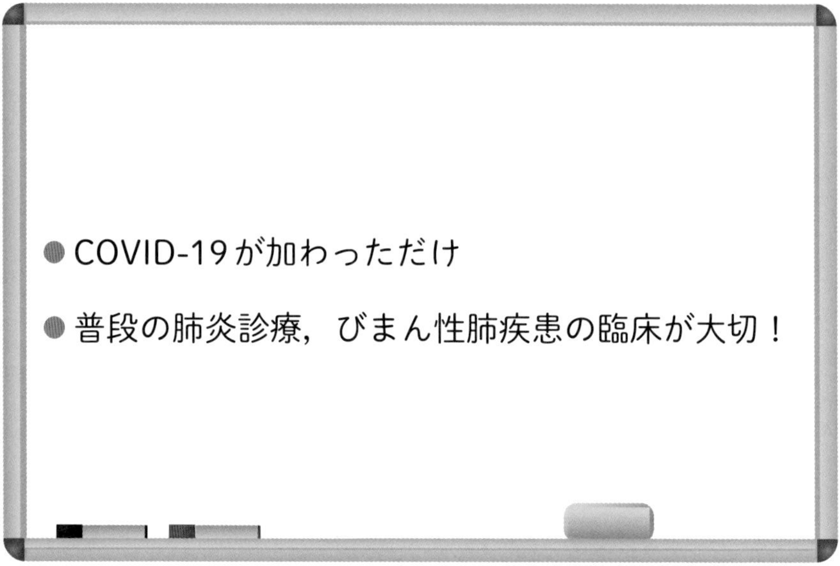

図 66 COVID-19時代の市中肺炎　Take home message

- COVID-19 が加わっただけ
- 普段の肺炎診療，びまん性肺疾患の臨床が大切！

タゾンを 20 mg でも有意差はなかったとする報告もあり[36]，量を増やすことがよいこととも言い切れませんので，基本的には標準量の 6 mg を使うのがよいと思います．

　進行が急激だったり，標準量を使ってもなかなか症状に改善がみられない場合は少し力価を上げて使うことを検討してもよいかもしれません（図 65）．

　COVID-19 診療は，結局これまでの普段のびまん性肺疾患，間質性肺炎の診療に COVID-19 が鑑別に 1 つ加わっただけで，本質的なところは変わっていません．通常の肺炎診療やびまん性肺疾患の臨床ができることが大事で，基本的な感染対策ができれば対処ができる感染症です（図 66）．また，ここまでの話で私はすべて臨床試験の結果を提示して EBM に基づいたお話しをしてきました．薬の有効性は二重盲検ランダム化比較試験などの大規模研究が行われて初めて示されるものだと改めてご理解ください．

文献📖

1) Bhattacharyya RP, Hanage WP. Challenges in inferring intrinsic severity of the SARS-CoV-2 Omicron variant. N Engl J Med. 2022; 386(7): e14.
2) Araf Y, Akter F, Tang YD, et al. Omicron variant of SARS-CoV-2: genomics, transmissibility, and responses to current COVID-19 vaccines. J Med Virol. 2022; 94 (5): 1825-32.
3) Self WH, Semler MW, Leither LM, et al. Effect of hydroxychloroquine on clinical status at 14 days in hospitalized patients with COVID-19: a randomized clinical trial. JAMA. 2020; 324(21): 2165-76.
4) Holubar M, Subramanian A, Purington N, et al. Favipiravir for treatment of outpatients with asymptomatic or uncomplicated COVID-19: a double-blind randomized, placebo-controlled, phase 2 trial. Clin Infect Dis. 2022; 75(11): 1883-92.
5) RECOVERY Collaborative Group, Horby P, Lim WS, et al. Dexamethasone in hospitalized patients with Covid-19. N Engl J Med. 2021; 384(8): 693-704.
6) RECOVERY Collaborative Group. Tocilizumab in patients admitted to hospital with COVID-19 (RECOVERY): a randomised, controlled, open-label, platform trial. Lancet. 2021; 397(10285): 1637-45.
7) Hassanipour S, Arab-Zozani M, Amani B, et al. The efficacy and safety of favipiravir in treatment of COVID-19: a systematic review and meta-analysis of clinical trials [published correction appears in Sci Rep. 2022 Feb 1; 12(1): 1996]. Sci Rep. 2021; 11 (1): 11022.
8) Reis G, Silva EASM, Silva DCM, et al. Effect of Early treatment with ivermectin among patients with Covid-19. N Engl J Med. 2022; 386(18): 1721-31.
9) https://www.fujifilm.com/jp/ja/news/list/8698
10) Cevik M, Kuppalli K, Kindrachuk J, et al. Virology, transmission, and pathogenesis of SARS-CoV-2. BMJ. 2020; 371: m3862.
11) Kalil AC, Patterson TF, Mehta AK, et al. Baricitinib plus remdesivir for hospitalized adults with Covid-19. N Engl J Med. 2021; 384(9): 795-807.
12) Ahmad B, Batool M, Ain QU, et al. Exploring the binding mechanism of PF-07321332 SARS-CoV-2 protease inhibitor through molecular dynamics and binding free energy simulations. Int J Mol Sci. 2021; 22(17): 9124.
13) Yin W, Mao C, Luan X, et al. Structural basis for inhibition of the RNA-dependent RNA polymerase from SARS-CoV-2 by remdesivir. Science. 2020; 368(6498): 1499-04.
14) Hammond J, Leister-Tebbe H, Gardner A, et al. Oral nirmatrelvir for high-risk, nonhospitalized adults with Covid-19. N Engl J Med. 2022; 386(15): 1397-408.
15) Gottlieb RL, Vaca CE, Paredes R, et al. Early remdesivir to prevent progression to severe Covid-19 in outpatients. N Engl J Med. 2022; 386(4): 305-15.
16) Jayk Bernal A, Gomes da Silva MM, Musungaie DB, et al. Molnupiravir for oral treatment of Covid-19 in nonhospitalized patients. N Engl J Med. 2022; 386(6): 509-20.
17) Weinreich DM, Sivapalasingam S, Norton T, et al. REGEN-COV antibody combination and outcomes in outpatients with Covid-19. N Engl J Med. 2021; 385 (23): e81.

18) Gupta A, Gonzalez-Rojas Y, Juarez E, et al. Early treatment for Covid-19 with SARS-CoV-2 neutralizing antibody sotrovimab. N Engl J Med. 2021; 385(21): 1941-50.

19) Bierle DM, Ganesh R, Tulledge-Scheitel S, et al. Monoclonal antibody treatment of breakthrough COVID-19 in fully vaccinated individuals with high-risk comorbidities. J Infect Dis. 2022; 225(4): 598-602.

20) Planas D, Saunders N, Maes P, et al. Considerable escape of SARS-CoV-2 Omicron to antibody neutralization. Nature. 2022; 602(7898): 671-5.

21) Takashita E, Kinoshita N, Yamayoshi S, et al. Efficacy of antibodies and antiviral drugs against Covid-19 Omicron variant. N Engl J Med. 2022; 386(10): 995-8.

22) Takashita E, Yamayoshi S, Simon V, et al. Efficacy of antibodies and antiviral drugs against Omicron BA.2.12.1, BA.4, and BA.5 subvariants. N Engl J Med. 2022; 387(5): 468-70.

23) Iketani S, Liu L, Guo Y, et al. Antibody evasion properties of SARS-CoV-2 Omicron sublineages. Nature. 2022; 604(7906): 553-6.

24) 新型コロナウイルス感染症診療の手引き（第 8.1 版）（厚生労働省 2022 年 10 月 5 日発行）. https://www.mhlw.go.jp/content/000997789.pdf

25) COVID-19 Treatment Guidelines Panel. Coronavirus Disease 2019 (COVID-19) Treatment Guidelines. National Institutes of Health. https://www.covid19treatmentguidelines.nih.gov/[Accessed 2022/10/18].

26) Najjar-Debbiny R, Gronich N, Weber G, et al. Effectiveness of paxlovid in reducing severe COVID-19 and mortality in high risk patients. Clin Infect Dis. 2022; ciac443.

27) 厚生労働省. 新型コロナウイルス感染症治療薬の使用状況（政府確保分）について. https://www.mhlw.go.jp/content/000993928.pdf

28) パキロビット®パック添付文書. https://pins.japic.or.jp/pdf/newPINS/00070195.pdf

29) Infectious Diseases of America. Management of drug interactions with nirmatrelvir/ritonavir (Paxlovid®): Resource for clinicians. https://www.idsociety.org/practice-guideline/covid-19-guideline-treatment-and-management/management-of-drug-interactions-with-nirmatrelvirritonavir-paxlovid/

30) CDC. COVID-19 Rebound After Paxlovid Treatment. https://emergency.cdc.gov/han/2022/han00467.asp?ACSTrackingID=USCDC_511=DM82768

31) Yotsuyanagi H, Ohmagari N, Doi Y, et al. A phase 2/3 study of S-217622 in participants with SARS-CoV-2 infection (Phase 3 part). Medicine (Baltimore). 2023; 102(8): e33024.

32) Mukae H, Yotsuyanagi H, Ohmagari N, et al. Efficacy and safety of ensitrelvir in patients with mild-to-moderate COVID-19: the phase 2b part of a randomized, placebo-controlled, phase 2/3 study. Clin Infect Dis. 2022; ciac933.

33) Shionoya Y, Taniguchi T, Kasai H, et al. Possibility of deterioration of respiratory status when steroids precede antiviral drugs in patients with COVID-19 pneumonia: a retrospective study. PLoS One. 2021; 16(9): e0256977.

34) Ranjbar K, Moghadami M, Mirahmadizadeh A, et al. Methylprednisolone or dexamethasone, which one is superior corticosteroid in the treatment of hospitalized COVID-19 patients: a triple-blinded randomized controlled trial [published correction appears in BMC Infect Dis. 2021 May 11; 21(1): 436]. BMC Infect Dis.

2021; 21(1): 337.

35) COVID STEROID 2 Trial Group, Munch MW, Myatra SN, et al. Effect of 12 mg vs 6 mg of dexamethasone on the number of days alive without life support in adults with COVID-19 and severe hypoxemia: the COVID STEROID 2 randomized trial [published correction appears in JAMA. 2021 Dec 14;326(22) :2333] [published correction appears in JAMA. 2022 Jan 18; 327(3): 286]. JAMA. 2021; 326(18): 1807-17.

36) Bouadma L, Mekontso-Dessap A, Burdet C, et al. High-dose dexamethasone and oxygen support strategies in intensive care unit patients with severe COVID-19 acute hypoxemic respiratory failure: the COVIDICUS randomized clinical trial. JAMA Intern Med. 2022; 182(9): 906-16.

37) Salvarani C, Dolci G, Massari M, et al. Effect of Tocilizumab vs standard care on clinical worsening in patients hospitalized with COVID-19 pneumonia: a randomized clinical trial. JAMA Intern Med. 2021; 181(1): 24-31.

38) Salama C, Han J, Yau L, et al. Tocilizumab in patients hospitalized with Covid-19 pneumonia. N Engl J Med. 2021; 384(1): 20-30.

39) Hermine O, Mariette X, Tharaux PL, et al. Effect of tocilizumab vs usual care in adults hospitalized with COVID-19 and moderate or severe pneumonia: a randomized clinical trial [published correction appears in JAMA Intern Med. 2021 Jan 1; 181(1): 144] [published correction appears in JAMA Intern Med. 2021 Jul 1; 181(7): 1021]. JAMA Intern Med. 2021; 181(1): 32-40.

40) Stone JH, Frigault MJ, Serling-Boyd NJ, et al. Efficacy of tocilizumab in patients hospitalized with Covid-19. N Engl J Med. 2020; 383(24): 2333-44.

41) Rosas IO, Bräu N, Waters M, et al. Tocilizumab in hospitalized patients with severe Covid-19 pneumonia. N Engl J Med. 2021; 384(16): 1503-16.

42) REMAP-CAP Investigators, Gordon AC, Mouncey PR, et al. Interleukin-6 receptor antagonists in critically Ill patients with Covid-19. N Engl J Med. 2021; 384(16): 1491-502.

43) Veiga VC, Prats JAGG, Farias DLC, et al. Effect of tocilizumab on clinical outcomes at 15 days in patients with severe or critical coronavirus disease 2019: randomised controlled trial. BMJ. 2021; 372: n84.

44) Kalil AC, Patterson TF, Mehta AK, et al. Baricitinib plus remdesivir for hospitalized adults with Covid-19. N Engl J Med. 2021; 384(9): 795-807.

45) Marconi VC, Ramanan AV, de Bono S, et al. Efficacy and safety of baricitinib for the treatment of hospitalised adults with COVID-19 (COV-BARRIER) : a randomised, double-blind, parallel-group, placebo-controlled phase 3 trial [published correction appears in Lancet Respir Med. 2021 Oct; 9 (10) : e102] . Lancet Respir Med. 2021; 9 (12): 1407-18.

46) Wong CKH, Au ICH, Lau KTK, et al. Real-world effectiveness of early molnupiravir or nirmatrelvir-ritonavir in hospitalised patients with COVID-19 without supplemental oxygen requirement on admission during Hong Kong's omicron BA.2 wave: a retrospective cohort study. Lancet Infect Dis. 2022; 22(12): 1681-93.

47) Montgomery H, Hobbs FDR, Padilla F, et al. Efficacy and safety of intramuscular administration of tixagevimab-cilgavimab for early outpatient treatment of

COVID-19 (TACKLE): a phase 3, randomised, double-blind, placebo-controlled trial. Lancet Respir Med. 2022; 10(10): 985-96.

48) Levin MJ, Ustianowski A, De Wit S, et al. Intramuscular AZD7442 (tixagevimab-cilgavimab) for prevention of Covid-19. N Engl J Med. 2022; 386(23): 2188-200.

49) Wu X, Cai Y, Huang X, et al. Co-infection with SARS-CoV-2 and influenza a virus in patient with pneumonia, China. Emerg Infect Dis. 2020; 26(6): 1324-6.

50) Zhou F, Yu T, Du R, et al. Clinical course and risk factors for mortality of adult inpatients with COVID-19 in Wuhan, China: a retrospective cohort study [published correction appears in Lancet. 2020 Mar 28; 395(10229): 1038] [published correction appears in Lancet. 2020 Mar 28; 395(10229): 1038]. Lancet. 2020; 395(10229): 1054-62.

51) Sepulveda J, Westblade LF, Whittier S, et al. Bacteremia and blood culture utilization during COVID-19 Surge in New York City. J Clin Microbiol. 2020; 58(8): e00875-20.

52) Armstrong-James D, Youngs J, Bicanic T, et al. Confronting and mitigating the risk of COVID-19 associated pulmonary aspergillosis. Eur Respir J. 2020; 56(4): 2002554.

53) Mefsin YM, Chen D, Bond HS, et al. Epidemiology of infections with SARS-CoV-2 Omicron BA.2 variant, Hong Kong, January-March 2022. Emerg Infect Dis. 2022; 28 (9): 1856-8.

54) Arashiro T, Arima Y, Muraoka H, et al. COVID-19 vaccine effectiveness against symptomatic SARS-CoV-2 infection during Delta-dominant and Omicron-dominant periods in Japan: a multi-center prospective case-control study (FASCINATE study). Clin Infect Dis. 2023; 76(3): e108-15.

55) Siddiqi HK, Mehra MR. COVID-19 illness in native and immunosuppressed states: a clinical-therapeutic staging proposal. J Heart Lung Transplant. 2020; 39(5): 405-7.

56) López Zúñiga MÁ, Moreno-Moral A, Ocaña-Granados A, et al. High-dose corticosteroid pulse therapy increases the survival rate in COVID-19 patients at risk of hyper-inflammatory response. PLoS One. 2021; 16(1): e0243964.

57) Arbel R, Wolff Sagy Y, Hoshen M, et al. Nirmatrelvir use and severe Covid-19 outcomes during the Omicron surge. N Engl J Med. 2022; 387(9): 790-8.

58) Ganatra S, Dani SS, Ahmad J, et al. Oral nirmatrelvir and ritonavir in non-hospitalized vaccinated Patients with Covid-19. Clin Infect Dis. 2022; ciac673.

59) Anesi GL, Maguire C. Nirmatrelvir plus ritonavir for ambulatory COVID-19: expanding evidence, expanding Role. Ann Intern Med. 2023; 176(1): 133-4.

60) Lamontagne F, Agarwal A, Rochwerg B, et al. A living WHO guideline on drugs for covid-19. BMJ. 2020; 370: m3379.

61) Imai M, Ito M, Kiso M, et al. Efficacy of antiviral agents against Omicron subvariants BQ.1.1 and XBB. N Engl J Med. 2023; 388(1): 89-91.

62) Dunay MA, McClain SL, Holloway RL, et al. Pre-hospital administration of remdesivir during a severe acute respiratory syndrome coronavirus 2 (SARS-CoV-2) outbreak in a skilled nursing facility. Clin Infect Dis. 2022; 74(8): 1476-9.

JCOPY 498-02144

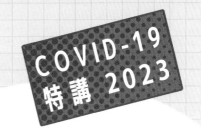

COVID-19
特講 2023

臨床の実際
—ワクチン,
検査と診断—

真のゲームチェンジャー mRNAワクチン
―臨床現場へ与えた影響―

○ ワクチン

　COVID-19 診療をめぐっては，ワクチンによって医療現場の状況はかなり変わってきています．一方で社会ではワクチンに対する反発があったり，いい加減な情報が流れていることを残念に思っています．ワクチンだけですべてを予防することはできませんが，これから先も確実に，ワクチンは COVID-19 診療をするうえでの重要なファクターとなってきます．ここではワクチンの効果と位置づけについて解説します．

　最近，エンシトレルビル（ゾコーバ®）は日本で先行して特例承認されました．その薬をゲームチェンジャーと称する方もいるようですが，残念ながら現時点ではそうはなりえません．有効性が非常に低く，おそらく値段が高いうえに，催奇形性などの問題があり広く処方することは難しいため，大きく状況を変える薬にはなりえません．しかも，実はすでにゲームはチェンジした後なのです．COVID-19 が発生した最初の頃と現在では患者像はだいぶ違っています．死亡率が大きく下がったことが一番ですが，これはオミクロン株に変異したことよりもむしろワクチンの効果によると考えられています．ワクチンを接種していない場合，今なお当初のように 40 ～ 50 歳代の若い人でも重症化する人がいます．ワクチンを打っていればもはや重症化しません．相当体力のない高齢者が COVID-19 をきっかけに衰弱し，そのほかの疾患などを発症することで重体となり入院するというのが現在のコロナ入院患者です．医療現場は大きく変わってきています．

　代表的なワクチンというと図１の３つが挙げられますが，今やmRNA ワクチンが中心になっています．当初はアデノウイルスベクターワクチンにも期待がされていましたが，予防効果が低いことと，頻度は低いですが致死的な血小板減少症を起こす可能性があるという安全性の問題から，使われなくなってきています．もちろん mRNA ワクチンが使えない方に対しては，従来のワクチンに近い不活化ワクチンのような組み換えタンパクワクチンも使うことができます．これは国内のメー

JCOPY 498-02144

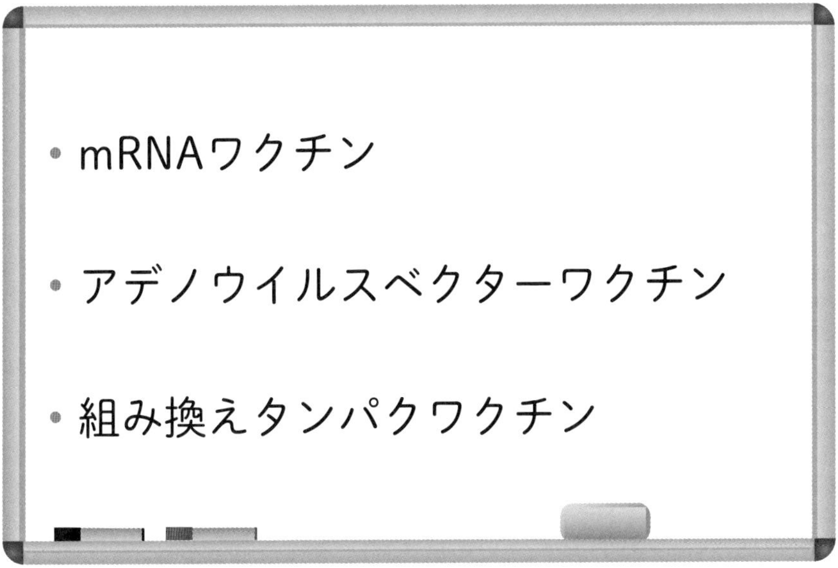

- mRNAワクチン

- アデノウイルスベクターワクチン

- 組み換えタンパクワクチン

図1 代表的なワクチン

カーからも 1 つ承認される予定です．基本的には，モデルナとファイザーの mRNA ワクチンが広く使われ，医療現場を大きく好転させてきています．

　実際に CDC のワクチンの推奨[1] がどのようになっているかみてみましょう（図2）．これは，最新のデータをもとにまとめられています．ご存知のように，現在はオミクロン株 BA.1 や BA.2，BA.5 に対する抗体も合わさった 2 価ワクチンが登場しています．ただしこれらはブースター接種とされています．ベースの免疫を付けるには従来型の 1 価ワクチンとされています．接種パターンも定まってきており，従来型 1 価ワクチンを 2 回，ブースターとして 2 価ワクチンを 1 回打つというのが推奨されています．最低でも 1 価ワクチン 2 回とブースターを 1 回の 3 回打つことが重要です．なお接種するのはモデルナとファイザーでは若干モデルナの方が効果が高いようですが大きな違いはありません[2]．これが成人に対する推奨となっています．

Table 2. **Immunization Schedule for Persons 18 Years of Age**

Type	Age	For Most People		Those Who **ARE** Moderately or Severely Immunocompromised	
		Doses	Interval Between Doses*	Doses	Interval Between Doses
Moderna	18 years and older	Primary series†: MONOVALENT VACCINE (Red capped vial with a blue-bordered label)			
		Dose 1 to 2	At least 4–8 weeks§	Dose 1 to 2	At least 4 weeks
				Dose 2 to 3	At least 4 weeks
		Booster dose§: BIVALENT VACCINE (Blue capped vial with a gray-bordered label)			
		Dose 2 to 3	At least 8 weeks (2 months)	Dose 3 to 4	At least 8 weeks (2 months)
Pfizer-BioNTech	18 years and older	Primary series†: MONOVALENT VACCINE (Gray capped vial with a gray-bordered label)			
		Dose 1 to 2	At least 3–8 weeks‡	Dose 1 to 2	At least 3 weeks
				Dose 2 to 3	At least 4 weeks
		Booster dose§: BIVALENT VACCINE (Gray capped vial with a gray-bordered label)			
		Dose 2 to 3	At least 8 weeks (2 months)	Dose 3 to 4	At least 8 weeks (2 months)
Novavax	18 years and older	Primary series†: MONOVALENT VACCINE			
		Dose 1 to 2	At least 3–8 weeks‡	Dose 1 to 2	At least 3 weeks
		Booster dose§: BIVALENT VACCINE Moderna or Pfizer-BioNTech bivalent COVID-19 vaccine should be used for the booster dose.			
		Dose 2 to 3	At least 8 weeks (2 months)	Dose 2 to 3	At least 8 weeks (2 months)
Janssen	18 years and older	Primary series: MONOVALENT VACCINE Janssen COVID-19 vaccine is authorized for use in certain limited situations due to safety considerations.¶			
		Booster dose§: BIVALENT mRNA VACCINE Moderna or Pfizer-BioNTech bivalent COVID-19 vaccine should be used for the booster dose.			
		Administer a single booster dose at least 8 weeks (2 months) after the previous dose.			

図2 CDCのワクチンの推奨[1]

ワクチンの有効性

　どうしてこのような推奨になったのか，**図3**をみてください．日本は現在，世界でもトップの感染者数になっており，累積の死亡者数も増えてきています．その数字だけに着目する人の間では「ワクチンの効果がない」あるいはひどい場合には「ワクチンを打つから感染者が増える」と因果関係を逆にとらえているデマも飛び交っています．とんでもないミスリーディングです．JAMA掲載のきちんとしたエビデンスがあり，ワクチンを打っていない人に比べ，ワクチンを打っている人は重症化が低く，さらにブースター接種回数が増えるほど重症化が低くなっていることが証明されています[3]．グラフで見ても明らかなほど重症化率を確実に減らしているエビデンスがあるのです．ワクチンの有効性は，ワクチン未接種の人との比較で判断しなければいけません．ワクチンの有効性についてデマを言う人の中には試験が行われていないと述べる人もいますが，少なくとも海外では接種者と未接種者を比較した十分な研究がされていて，フェーズⅢまで試験が実施された結果，有効性が示され

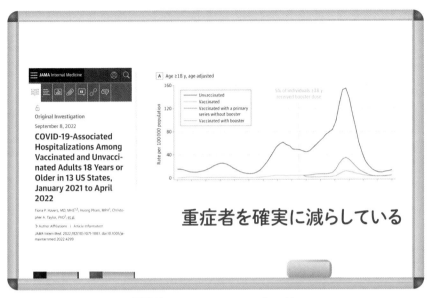

図3 mRNAワクチンの有用性

ています[4,5]．また，リアルワールドデータも出てきており[6]，ワクチン
は確実に重症者を減らしていることがわかっています．以前，西浦教授
が何もしなければCOVID-19による死者は40万人に上るとおっしゃ
っていましたが[7]，同様にワクチンについても，もし接種していなかっ
たら日本の現在の感染者数から考えて，相当な重症者数，死者数になっ
ていたでしょう．

各国の死亡数とワクチン

　　さらにこんなデータもあります．図4はJAMAの報告をまとめたも
のです[8]．ワクチン接種率の高い州と低い州では死者数に明らかな差が
あります．また，現在日本では死者数が増えてきているといわれていま
すが，代表的な欧米諸国に比べると明らかに累計死者数が少ないです[9]．
実は日本はCOVID-19の感染対策としては成功してきた国の1つなの
です．繰り返しますが，ワクチンは確実に重症者数・死者数を減らして
きています．

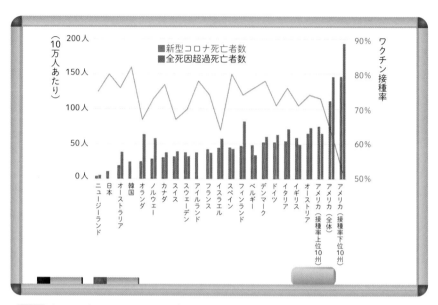

図4 各国の新型コロナ死亡者数・全死因超過死亡者数・ワクチン接種率

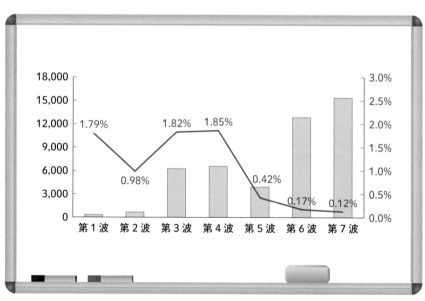

図5 新型コロナ各波の死亡者数と致死率[10)]

　厚生労働省がまとめた日本のデータ[10]（図5）を見ても，第5波以降死者数が大きく減っています．第3・4波の頃からワクチン接種が始まりました．もちろん，オミクロン株に変わったということもありますが，それは第6波からです．その前の第5波の時点から下がっているのはワクチンの効果が中心と考えます．ここまでのさまざまな科学的検証から，ワクチン接種とオミクロン株への変異の両方が合わさって重症者数・死者数が大きく減ってきていることがわかっています．もしワクチンを打っていなかったらもっとひどいことになっていたのです．

ワクチンで変わった臨床像

　また，実際に患者を診ている私たちは実際の臨床でもワクチンの効果があると感じています．2020年時点では，40歳代の働き盛りの男性でも図6[11]のような肺が真っ白になるARDS様の重症肺炎を起こすことがあるとても恐ろしい病気でした．ワクチン接種以降は，こういった患者を診ることがほとんどなくなりました．稀に診る時は，ほぼワクチン

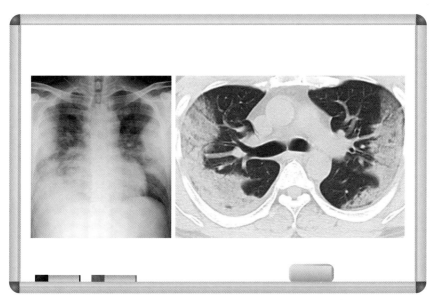

図6 40歳代男性（2020年4月入院：重症）[11]

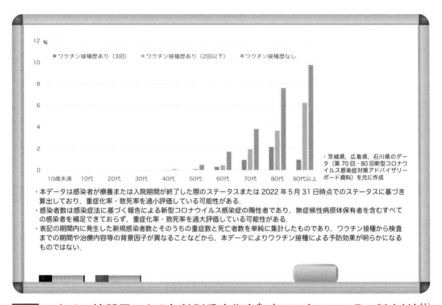

図7 ワクチン接種歴による年齢別重症化率*（2022年1 〜 2月：暫定値）[11]
＊重症化率：人工呼吸器，ECMO，ICUなどで治療を受けた患者および死亡者の感染者に対する割合

を打っていない患者です．

　もちろん高齢者になってくると風邪はもちろん他の感染症でも命に関わる方がいます．ワクチンを打っていることでかなり重症化率が下がっているといっても，一定数の方はどうしても重症化や死亡が避けられないこともあります（図7）．ただしそうした高齢者でも，ワクチンによって明らかに重症化率は下がっており，さらに生産年齢の人であればワクチン接種により重症化はほぼなくなっていることがわかります[11]．この年齢層の重症化・死亡はもともと多くはありませんでしたが，今ではほぼ見なくなっています．これがワクチンの効果です．

　図8はLancet Infection Disease 掲載の世界規模の解析報告[12] からの図です．これによると，ワクチンがなかった場合の世界の死亡者数をシミュレーションし，実際の死者数と比較したところ，ワクチンによって実際の超過死亡数を上回る人数の死亡が回避されていることがわかりました．これだけ多くの人数の死亡を防ぐことができたのはワクチンのおかげです．いま，日本ではオミクロン株の流行と感染対策の弱まりに

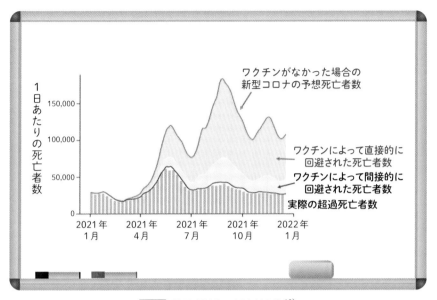

ワクチンがなかった場合の
新型コロナの予想死亡者数

ワクチンによって直接的に
回避された死亡者数

ワクチンによって間接的に
回避された死亡者数

実際の超過死亡者数

1日あたりの死亡者数

150,000

100,000

50,000

0

2021年
1月

2021年
4月

2021年
7月

2021年
10月

2022年
1月

図8 世界規模の解析報告[12]

よってこれまでにない感染者増加を見せています．感染予防効果に関しては，ワクチンはブースター接種をしない限り有効性は下がってしまいます[13]．死者数も増加傾向ですが，もしこれでワクチンを打っていなかったら今よりもはるかに多い数の死者が出ているのです．死者数が増えているからといってもワクチンの効果がないのではなく，これだけの感染者数に対してワクチンのおかげで死亡をかなり防げているととらえるべきです．ワクチンの有効性は，データとして明らかに死者数を減らしていることがわかっており，臨床実感としても患者像が変わるほど重症化を避けられていることがわかります．

ワクチンの問題点

　一方でワクチンの問題点も明らかになってきました．開発された当初はワクチンによる予防効果がどれだけ続くのかわかりませんでした．海外のフェーズⅢ試験の結果では当時，モデルナ製 mRNA-1237 ワクチンでは 18 歳以上に対して 94.1％の予防効果がある[4]，ファイザー製

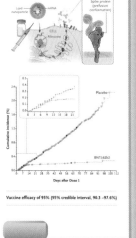

●mRNA-1237

18歳以上　94.1％のワクチン予防効果

●BNT162b

16歳以上　91.3％のワクチン予防効果

図9 mRNAワクチンの初期効果[4,5]

BNT162b も 91.3％の予防効果がある[5] という結果が出ていました．報告によって結果は多少異なりますが，明らかに予防効果があることがわかっていました（図9）．しかし現在，感染者数が増えてきています．オミクロン株に対して感染予防効果が落ちてきていることは事実です．

2022 年に報告された研究で，ワクチンの感染予防効果は時間の経過と共に減弱することが報告されました[14]（図10）．2回接種だけでは感染予防効果が下がってしまうのです．これによると，ブースター接種を1回行い3回接種になると感染予防効果は横ばいに保てるという結果でした．重症化予防効果については，2回接種でも効果が維持され，3回接種ではかなり重症化率を下げたままに継続できることがわかりました．つまり，ワクチンは2回接種では予防効果に関しては明らかに時間の経過とともに下がっていきますが，3回接種するとその効果減弱を抑えることができ，効果をある程度維持できます．さらに重症化予防に関しては2回接種でもそれなりの効果を保つことができ，3回接種すればかなり長い期間，高い効果が維持できるということです．感染を防ぐ効果に関してはそれでも長期に続きませんが，重症化率を下げる効果に関して

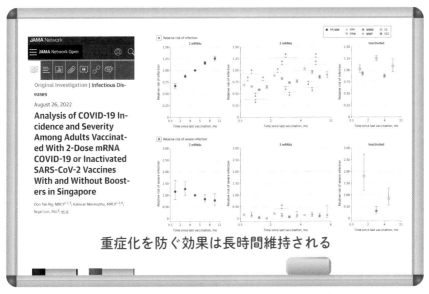

図10 ワクチンの感染予防効果は減弱する[14]

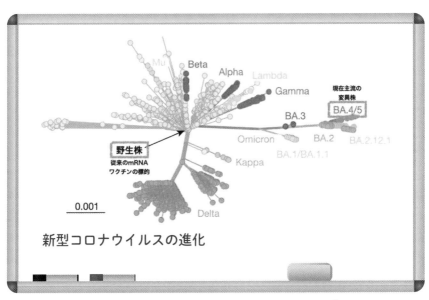

図11 加えて，変異ウイルスによる免疫逃避[15]

は継続的に維持されます.

　もう1つの問題はウイルスが変異していることです．ご存知のようにオミクロン株になり，そこからさらに派生して BA.4/5 や BA.2.12.1 のような変異株が出てきています（図11）．いずれにしても変異株の方が感染力が強くなりワクチンの予防効果を落としてしまうのです.[15]

○ ブースター接種の重要性

　したがって，今までのワクチンだけでは不十分だと考えられるようになりました．ウイルスが変異していなければ，2回接種だけで予防効果が下がったとしても，60％程度は保つことができていました．ところがオミクロン株に対しては，2回接種から1年経過すると予防効果は5.9％にまで下がってしまうのです（図12）[16]．つまり，今までのワクチンでは時間が経つとオミクロン株に対してはほとんど予防効果がないのです．これも感染拡大の原因の1つになっています．3回接種をすれば，従来株ウイルスに対する9割の効果ほどではありませんがオミクロ

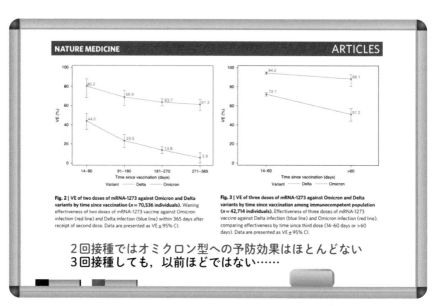

図12 ブースター接種（3回目）の重要性[16]

ン株に対しても1年後も5割以上の予防効果が保てることがわかっています[16]．このことから，CDCは以前の2回接種だけではなく，基本の2回とブースター1回の3回接種を最低限の推奨としているのです．

変異株対応ではない従来ワクチンの4回目接種は日本でも行われました．第7波の時に高齢者の重症化を防ぐという名目で始まったのですが，実際にエビデンスとしてブースター2回接種（計4回）では重症化率を減らすことが報告されています[17]（図13）．ただ，3回接種でも健康な人においては十分な重症化予防効果があったため，そういった人を対象にした4回接種の十分な治験が行われていないのは事実です．

したがって，4回接種の効果として明らかになっているのは高齢者の重症化予防と，高齢者・施設入所者の重症化・死亡を減らすということです[18]（図14）．

さらに，4回目接種は医療従事者の感染を減らすことがわかりました（図15）．院内感染や院内クラスターを防ぐ効果があるということです[19]．このこともあって本邦でも7波の途中から医療従事者の4回目接種も開始されました．

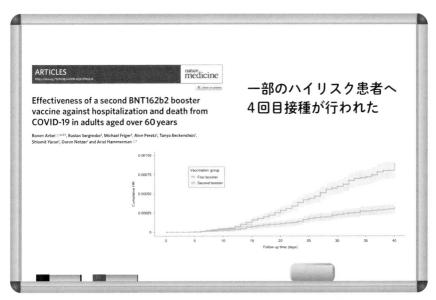

図13 高齢者の4回目接種は重症化を減らす[17]

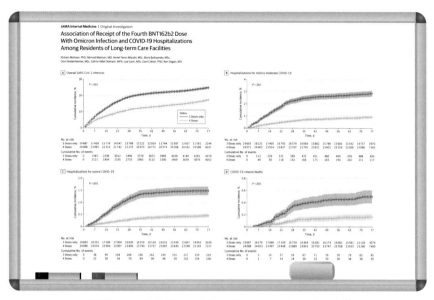

図14 高齢者施設入所者の重症・死亡を減らす[18]

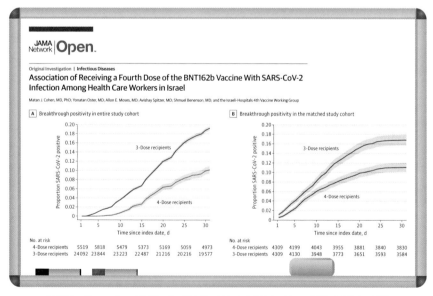

図15 ブースター接種（4回目）は医療従事者の感染を減らす[19]

◯ オミクロン株対応ワクチン

　　　ここにきてワクチンは従来型から2価ワクチンに変わってきています．先ほど述べた通り，オミクロン株に対しては以前ほどの感染予防効果が期待できず，重症化は阻止できるが感染予防効果は下がってしまっているからです（図16）．感染予防効果を再び高めたいということで新しいワクチンに切り替わってきています．ところで感染予防効果と重症化予防で差が出るのは，働く免疫が違うからだと考えられています．液性免疫というのはいわゆる中和抗体が指標になります．時間が経つと中和抗体は下がっていきます．ただし中和抗体自体が下がってもメモリーB細胞にその記憶は6カ月間は保持されるため，追加接種をすれば速やかに中和抗体を再び上げることができるのです．一方で私たちの免疫は液性免疫以外に，細胞性免疫というものもあります．これは重症化の予防に関与する免疫で，中和抗体とは別の機序で維持されるため，重症化予防効果が継続できるのです．中和抗体が下がったとしても全く意味がないわけではありません．

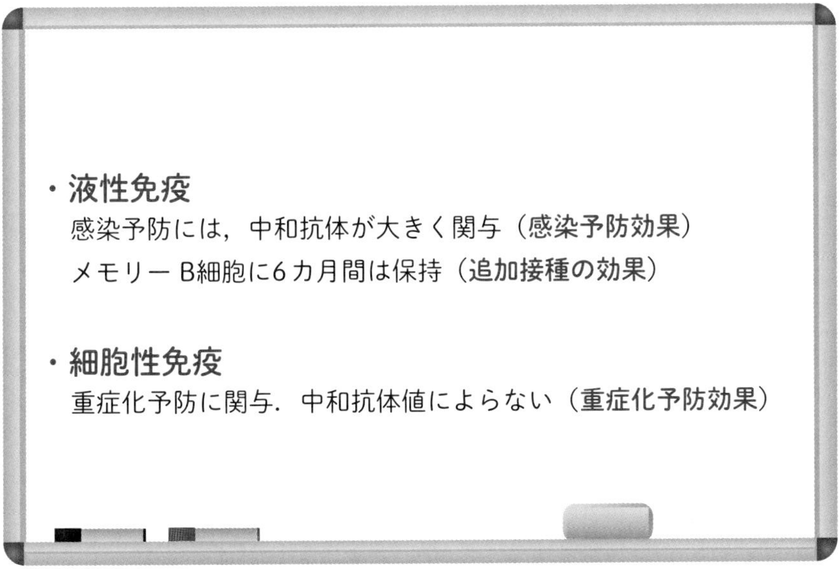

・**液性免疫**
感染予防には，中和抗体が大きく関与（感染予防効果）
メモリー B細胞に6カ月間は保持（追加接種の効果）

・**細胞性免疫**
重症化予防に関与．中和抗体値によらない（重症化予防効果）

図16 感染予防効果は下がるが，重症化を阻止している

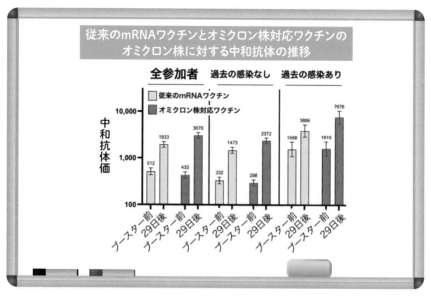

図17 オミクロン株対応ワクチンの効果は? [20]

　とはいえ，中和抗体を上げることが感染予防には必要です．そのため現在は BA.1 や BA.5 に対する免疫も追加された 2 価ワクチンを接種するようになっています．この新しいワクチンによる予防効果がどれくらい継続できるのかは当然これからわかってくることです．ただし，現時点でも in vitro の結果で従来型 mRNA ワクチンよりもオミクロン株対応 2 価ワクチンの方が中和抗体の上昇が大きいことがわかっています[20]．長期的に感染予防効果が続くかどうかはわかりませんが，一時的に感染を抑えることができるのではないかと期待されています（図17）．

　なお 2 価ワクチンの安全性については，ベースは mRNA ワクチンと同じため，安全性も基本的には変わらないと思われます．実際の治験での評価も従来型とあまり変わらないと報告されています[20]（図18）．

　以上を踏まえて現状のワクチンの推奨としては，2 回の従来型ワクチンに加え，すべての年齢の人に対し 3 回目接種として 2 価ワクチンをブースター接種することになっています（p.68 の図2参照）．これにより一時的に感染を防ぐことが期待でき，重症化を防ぐ効果も長く続く可能性が高いと考えられます．

JCOPY 498-02144

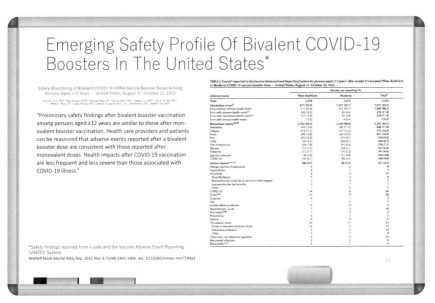

図18 治験での安全性評価[20]

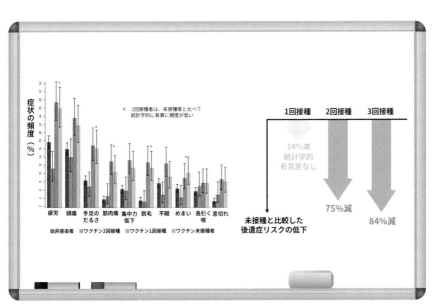

図19 Long COVID（後遺症）への効果[21,22]

　また，ワクチンは Long COVID に対しても効果があるとされています[21,22]（図 19）．未接種で感染した場合，後遺症のリスクがありますが，ワクチン接種者では感染したとしてもその後の後遺症リスクを下げることがわかっています．

○ 国産新薬ゾコーバ®は…

　最近承認された新薬のゾコーバ® ではこうした効果は証明されていません．ゲームチェンジャーと言ってもてはやす人が一部いますが，ゾコーバは今のところ症状を少し短くすることが示されているだけです[23,24]（図 20）．ワクチンは症状を短くするだけでなく，感染予防効果，重症化予防，死亡を減らすこともすべて証明されています．ゾコーバ®はこうした重症化や死亡に対する効果や感染予防効果について不明であり，そもそも薬を投与する時点で感染・発症しているため，他人にうつすことを減らすかどうかという可能性もあまり期待できないのではないかと思います．実際には治療薬がどれだけ感染者を減らすのかは専用の研究

なぜ，ゲームチェンジャー？？？

症状を少し短くするのみ

重症化，死亡を減らす効果　不明
感染性を減らす効果も　不明
後遺症[注）] への効果　不明
高価（1 治療約 5 万円）

ワクチンは
すべての効果が証明済み
かつ，安価

図20 ゾコーバ®は現時点ではゲームチェンジャーになりえず

注）2023 年 3 月に後遺症を減らす可能性がメーカーより報告されているが，論文化されていない．

JCOPY 498-02144

をしなければわかりません．この薬が今後ゲームチェンジャーになりう
るとすれば，何もしなくても治癒していくような軽症者にも問題となる
後遺症を減らす効果が証明されれば処方した方がよいということになる
かもしれませんが，現時点ではこれもまだわかっていません．しかも非
常に薬価が高価です（1治療約5万円）．ワクチンの方がはるかに安価で，
有効性もすべて明らかになっていることから考えても，ワクチンこそが
現在のところゲームチェンジャーだったといえるのです．

○ ワクチンの安全性とメリット

　　安全性についてですが，最近いくつか接種後の死亡が報道されました．
亡くなったことはやはり残念なことで，十分に補償がされるべきだと思
います．一方でどのくらいの割合でこうした死亡例が出るのかというと，
モデルナが2.4/100万接種，ファイザーが7.4/100万接種で，パーセン
テージ化すると0.0000024％, 0.0000074％です[25]（図21）．しかもこれ
らの死亡例も因果関係が明らかではありません．ワクチン接種後の他の

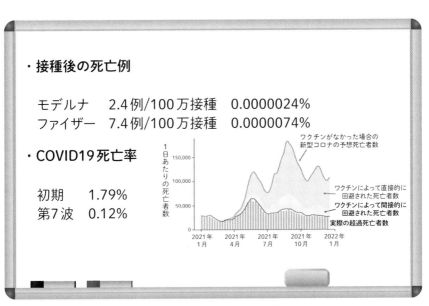

図21 安全性・副反応[25]

行動がわからないが，ワクチン接種の影響があるかもしれないと考えられている死亡者も含めた割合がこのごくわずかなものということです．つまりこれでワクチンを打てない，打つべきではないというのは，「飛行機事故にあうかもしれないから飛行機に乗らない」というような極端なものです．もちろんそうした判断の方がいてもよいと思いますが，科学的にそれで飛行機に乗るべきでないとするのは妥当ではありません．ワクチンによる死亡の可能性は，晴天の時に外で歩いても雷に打たれる可能性はかなり低いですが，ゼロではないのと同じくらい，天文学的な数字といえます．これを恐れて今まで示したようにワクチンのメリットを捨てるというのはまずいことです．COVID-19 による死亡率は，初期の頃が 1.79 ％だったのに対して，ワクチンをはじめとした複合要因で現在は 0.12 ％にまで下がっています[12]．ワクチンによる死亡はしっかり補償されるべきであり，アナフィラキシー対応など防ぎえる副反応，死亡は体制を整えて回避すべきですが，それでワクチン接種自体をやめるべきではありません．もしこれでワクチン接種が停止されたら，子宮頸がんワクチン問題と同じような悲劇になります．

　世界的にみても明らかに死亡率は低下してきています[26]（図 22 上）．特に 80 歳代以上の高齢者以外ではほとんどなくなってきています．これはオミクロン株変異も 1 つの理由ですが，やはりワクチンの効果が大きいです[27]（図 22 下）．

　また，臨床像もかなり変わりました．COVID-19 を初期から診療してきた当科のフェローの先生ともよく話しますが，最初の頃と比べて，すっかり変わったという実感があります．以前は重症化する患者というのは，しばらく熱が続いた後，免疫反応によってウイルス性肺炎がひどくなるため，免疫抑制薬やステロイドを使って治療していました[28, 29]（p.56 の図 60 参照）．ところが今はそういったことはめったに起こりません．これはおそらくワクチンを打っているおかげで免疫の過剰反応が予防できるからです．ほとんどの人が重症化せずに回復していきます．

　現在の重症化は，体力のない人が COVID-19 感染の後に細菌感染を合併してしまい肺炎などになるパターンが多いです（図 23）．この治療にはステロイドではなく抗菌薬を使います．このように圧倒的に重症化する人は減っていますし，治療方針も全く別物になるほど臨床像は大き

JCOPY 498-02144

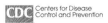

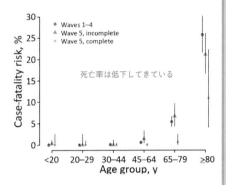

死亡率は低下してきている

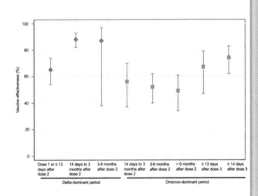

オミクロン＋ワクチンの影響が大きい

図22 死亡率は低下してきている[26, 27]

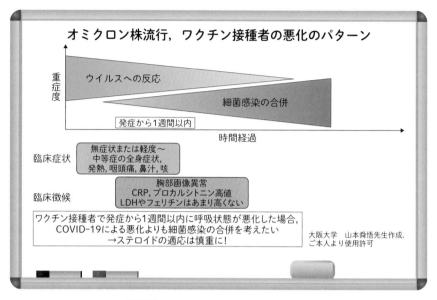

図23 ワクチンが臨床像を変えた!

く変化しました.

○ 治療薬について

　　従来の COVID-19 は重症化した場合にステロイドを使っていました
が[30] (p.13 の図8参照),本来,感染症にステロイドを使うのは逆効果
です.

　　一方で,COVID-19 による重症肺炎に対してステロイドの有効性は
明らかになっており,重症度が高いほど有効だとわかっています[31] (図
24).実はこれが医療現場ではジレンマになっています.細菌感染合併
症が増えているのにもかかわらず,従来と同じように重症例ではステロ
イドを使うのかどうかは以前より慎重に考えて使用する方がよいでしょ
う.

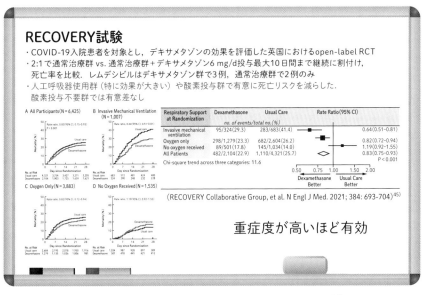

図24 デキサメタゾンに関するRECOVERY試験[31]

ワクチン未接種 vs 接種者　重症化パターンの違い

　　　ステロイドの使用を考えるうえでカギになるのはワクチンです．

　　ワクチン未接種者の場合は今でも典型的な従来型の COVID-19 重症化パターンを経験します．発症から 1 週間ほどして重症化し，採血データをみるとあまり炎症反応は高くありませんが，CT 撮影で両側にすりガラス影を認めます．このパターンに対してはステロイドを使うことで一部がよくなります．

　　一方で，最近多いのは施設内クラスターでよくみられるようなパターンです．オミクロン株流行下では施設クラスターが多数発生しています．以前のパターンでは 1 週間ほど発熱が続いてから重症化していましたが，最近は悪くなる人は 2，3 日で悪化してきます．症状としては熱が続き呼吸が悪くなったことから入院になるのは従来と似ていますが，血液検査で炎症反応が非常に強く出て，CT 画像をみてみると両側のすりガラス影ではなく，片側の肺に浸潤影を認める，いわゆる通常の細菌による肺炎を疑うものです，

○ ワクチンを打とう

　　つまり，ウイルスそのものに反応して起こる肺炎ではなく，もともと
体力がないところに COVID-19 でさらに弱り，細菌感染を合併したと
いう臨床像です（図23）．これに対してステロイドを入れるのは逆効果
になる恐れすらあります．初期の頃と今とでは明らかに重症化率は下が
っていますし，重症化するといっても細菌感染症が増えています．しか
し一方で，ワクチン未接種者では未だに初期の頃と同様のパターンを認
めます．ステロイド使用や薬剤選択については，患者のワクチン接種歴
を確認し，臨床像から判断した方がよいかもしれません．第7・8波で
は大変多くの人が感染していますし，日本は高齢者の多い国ですので亡
くなる方も一定数は出てきてしまいます．しかし，重症化や死亡する理
由や病態はワクチンとオミクロン株により変わってきているのです．

　　私は COVID-19 のパンデミックのゴールは近づいてきていると思い
ます．今日ではどちらかというと出口戦略を模索しているところで，意
見が割れている状況だと思いますが，WHO が 2019 年に発表した「世

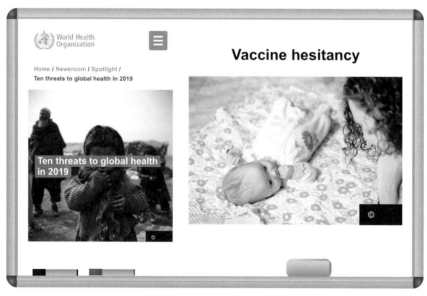

図25 ワクチン忌避

JCOPY 498-02144

界人口における健康に対する懸念」の中で 10 大懸念の 1 つとしてワクチン忌避を挙げています[32]（図 25）．自身の接種をはじめ，子供に何か影響があるかもしれないとワクチンに関するデマを鵜呑みにして接種を避けてしまうことが世界で問題となっています．2019 年 1 月時点で大きな懸念であったこの問題は，コロナ禍で明らかに大きな問題となっています．ワクチンに対する誤った情報が広まってしまうと，コロナ禍収束への歩みにマイナスになってしまいます．正しい情報発信と理解，さらに悪質なデマに対しては取り締まりも必要ではないかと私は思います．

検査と診断

　ここから検査と診断の話をしていきます．検査は PCR や抗原検査がありますが，その選択の流れと結果の解釈について理解するのが今回の目標です[33]（図 26）．感染が疑われた場合に，まず迅速性を考えると抗原検査が第 1 選択になってきます．まず抗原検査をやってみて，現在のような流行状況下では陽性が出れば信用してよいでしょう．なお，診断の場において現在では PCR 検査を勧めない理由は，死んだ感染性のないウイルスにも反応するため過去の感染を拾ってしまい，新規の感染かどうかの判断が難しくなる可能性があるからです．抗原検査は感染力が強いウイルス量が多い時期を拾い上げることができること，迅速であること，コストが PCR よりも安価であることから現在の第 1 選択となっています．しかし抗原検査には感度の低さという問題点があります．陰性が出た場合にはその結果の解釈として医師の判断が重要になってきます．臨床像的に COVID-19 がかなり疑わしいという場合には再検査で PCR を追加します．抗原検査しかできない場合には 1 回ごとに 48 時

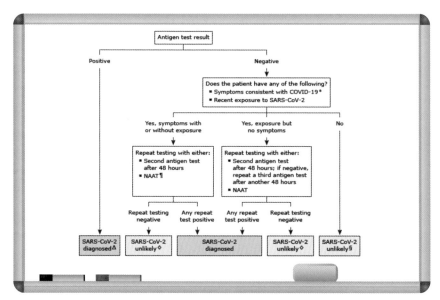

図26 スクリーニング抗原検査の結果解釈と再検査の判断アルゴリズム

間空けて抗原検査を2回追加します．それで陰性になった場合は COVID-19の可能性はかなり下がります．1回だけの陰性で除外して しまうと見落としによる弊害が出てくるかもしれません．一方で，臨床 像から疑いが低いと判断される場合には1回の検査による陰性で除外し てもよいかもしれません．この判断は医師の診断や検査解釈の能力が試 されるところです．

○ 検査の対象，いつ検査するか

検査の対象ですが，流行状況によっては検査のキャパシティを考えた うえで優先順位を付けなければいけないかもしれませんが，基本的には 疑わしい症状がある人はすべて対象にしていいと思います（図27）．無 症状者への検査の推奨はIDSAガイドライン[34]やCDCの推奨[35]をも とに説明します．感染状況が深刻で，感染制御・公衆衛生上の目的で必 要な場合や，濃厚接触者には行うとされています．ここで注意していた だきたいのは，濃厚接触者といっても，接触してすぐには検査ではわか

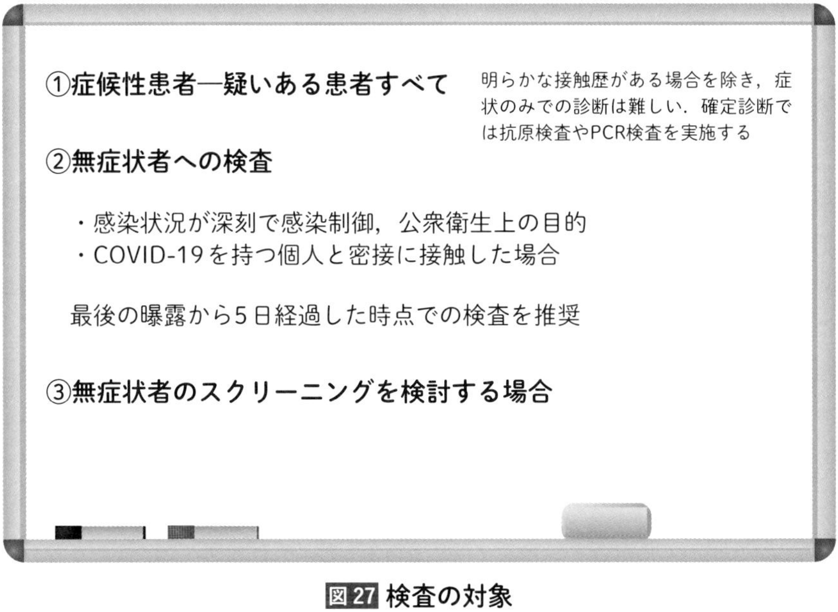

①症候性患者—疑いある患者すべて

明らかな接触歴がある場合を除き，症状のみでの診断は難しい．確定診断では抗原検査やPCR検査を実施する

②無症状者への検査

・感染状況が深刻で感染制御，公衆衛生上の目的
・COVID-19を持つ個人と密接に接触した場合

最後の曝露から5日経過した時点での検査を推奨

③無症状者のスクリーニングを検討する場合

図27 検査の対象

a）重症化するリスクのある個人の集団生活施設
b）有病率が高い地域（地域社会で10％以上のPCR陽性率が目安）
　　手術やエアロゾルを発生させる処置の前に入院患者スクリーニング
c）患者が免疫抑制法を受ける前（移植前を含む）

無症状者の検査を避けるべき場合
・過去1カ月以内にSARS-CoV-2と診断された無症状者の新規感染検査
・PCRは過去3カ月以内にSARS-CoV-2感染を経験した人は避ける

図28 無症状者のスクリーニングを検討する場合

りません．最後の曝露から5日程度経った時点での検査を推奨していま
す．そのほか検査対象になるのは無症状者のスクリーニング目的ですが，
これはいくつか種類があります（図28）.
　　1つ目は重症化するリスクのある個人の集団生活施設，つまり高齢者
施設や介護施設などです．こうした場所で感染が起きてしまうと重症者
や死亡者が多数発生する恐れがあります．この予防のために検査を行う
場合があります．2つ目はPCR陽性率が10％を超える有病率が高い地
域では，手術やエアロゾルを発生させる処置の前に入院患者のスクリー
ニングとして行うことが挙げられています．これはかなりの医療機関が
やっていることですが，今のような感染流行状況では許容できるものの，
第1・2波の頃にはやってもほとんど引っかかりませんでした．無駄が
多いため，ルーチンでのスクリーニングは推奨されていません[35]．最初
の頃は周術期患者がCOVID-19になってそのまま手術した場合は術後
合併症や術後死亡が増えるため[36-38]，できれば延期した方がよいのでそ
のためのスクリーニングをしていました．今はオミクロン株になり，ワ
クチン接種も進んだため，以前のような死亡率の高さはないと考えられ

JCOPY 498-02144

ます[39]．手術を延期にしなくていいとすれば，スクリーニングの意味は減るということです．3つ目は患者が免疫抑制療法を受ける前で，これは患者が感染してしまった場合の重症化率が高くデメリットが大きいため必要です．一方で，スクリーニングを避けるべき状況もあります．まず，過去1カ月以内に感染の確定診断があった人です．特にPCR検査だとすでに体内のウイルスに感染性がなくなっていても陽性となる可能性があり，そのせいでほかの治療などを延期しなくてはいけなくなってしまいます．また，院内の感染対策上，さまざまな診療や検査を停止したり，接触者調査などが始まってしまう場合もあるため，避けるべきといわれています．PCR検査の弊害は死んだ核酸も拾い上げてしまうことです．ウイルスの感染性の有無の評価はできないのです．つまり，PCR検査は感染力があるかの判定や隔離解除の基準として使うのには向いていません．むしろそういった判断には抗原検査を使う方がよいでしょう．あるいは，臨床的判断で無症状の期間が一定以上経過していれば感染力はなくなっているため問題ないと考えるようにする方がよいでしょう．

　ガイドライン上の推奨は初期診断検査としてPCR検査または抗原検査（定量・定性）のどちらかを行うということになっています（図29）．どちらがよいかというと説明してきたとおり，以前は感度が優れるPCR検査が推奨されてきました．しかし今，抗原検査の使い方がだいぶ見直されています．最初の頃よりは性能が向上してきたことに合わせ，私たちの使い方自体も慣れてきました．何より，迅速に結果が出せ，コストが安いのがメリットです．特に家庭用の迅速診断目的では有用な検査になっています．問題点は感度の低さです．やはり疑いが強いケースでは抗原検査が陰性でも追加でPCR検査が必要になってきます．一方でPCR検査のデメリットは先ほど述べたように，過去の感染歴まで拾い上げてしまう可能性があることです．現在，日本では診断されていない人も含めると約25％の人が感染したことがあると抗体陽性率から推定されています．これだけの数の感染者がいると，偶然調べた人が実はすでに感染性はないものの，少し前に感染を起こしていて検査で陽性になることがありえるのです．そうすると実際は必要ないのに隔離をしなくてはいけないと判断してしまったり，逆に受けるべき治療を延期しな

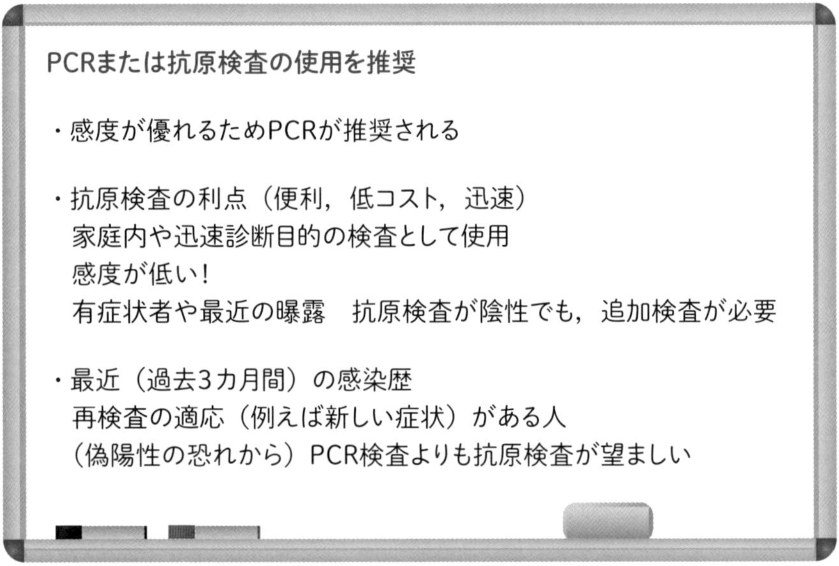

PCRまたは抗原検査の使用を推奨

・感度が優れるためPCRが推奨される

・抗原検査の利点（便利，低コスト，迅速）
　家庭内や迅速診断目的の検査として使用
　感度が低い！
　有症状者や最近の曝露　抗原検査が陰性でも，追加検査が必要

・最近（過去3カ月間）の感染歴
　再検査の適応（例えば新しい症状）がある人
　（偽陽性の恐れから）PCR検査よりも抗原検査が望ましい

図29 初期診断検査の選択

くてはいけなくなってしまうといった弊害が出ます．こういった蔓延状況では，対象者の感染性を評価したいということであれば抗原検査の方が望ましい状況が増えています．

○ 検体採取

　　検体の採取方法と経路については，ウイルス量の比較がされており[44]，基本的には鼻咽頭スワブ検体が推奨されています[40]（図30）．鼻から咽頭の奥をぬぐって採取するものです．いろいろな検体がある中で最近見直されているものとしては鼻腔や唾液検体による検査です[41]．それぞれ一長一短ありますが，注意したいのは口から喉だけをぬぐった中咽頭検体では感度が低いことです[42]．米国感染症学会は中咽頭検体単体の検査は推奨していません．前鼻腔や中鼻腔，あるいは唾液も中咽頭では一緒に採取するようにとされています．また定性の抗原検査の場合は口腔検体や唾液検体の使用は十分な検証をされていないため避けるべきとされています[40]．

JCOPY 498-02144

CDCが推奨するPCR用の検体

https://www.cdc.gov/coronavirus/2019-nCoV/lab/guidelines-clinical-specimens.html（Accessed on October 15, 2020）

・医療従事者によって採取された鼻咽頭スワブ検体
・医療従事者または患者が現場または自宅で採取した両前鼻腔からの鼻腔スワブ検体
・鼻腔中隔スワブ．医療従事者または患者が現場で採取
・鼻腔または鼻咽頭洗浄液/吸引液
・医療従事者が採取した中咽頭スワブ検体
・唾液検体（1 ～ 5 mL），監視下にある患者により採取されたもの

米国感染症学会の推奨する検体

・中咽頭検体では感度が低い
・中鼻腔スワブ，前鼻腔スワブ，唾液，または前鼻腔/中咽頭複合スワブを推奨

抗原（定性）検査用の検体

・鼻咽頭，鼻中隔，鼻腔スワブ
・口腔検体や唾液検体での使用はよく検証されていない

図30 検体採取―上気道検体が主要な検体

新型コロナウイルス感染症にかかる各種検査									
検査の対象者		核酸検出検査			抗原検査（定量）			抗原検査（定性）		
		鼻咽頭	鼻腔	唾液	鼻咽頭	鼻腔*2	唾液	鼻咽頭	鼻腔	唾液
有症状者（症状消退者を含む）	発症から9日目以内	○	○	○	○	○	○	○	○	○ *3
	発症から10日目以降	○	○	− *5	○	○	− *5	△ *4	△ *4	− *5
無症状者		○	○	− *6		− *6	○	− *6	− *6	− *5

*4 ～ 5は文献11を参照

図31 各種検査の特徴[11]

図 31 は日本の診療の手引きの各種検査の特徴をまとめた表です[11]．核酸 PCR 検査がスタンダードですが，定量抗原検査もこれによると無症状者の鼻腔検体検査を除いて，PCR 検査とほぼ同等の信頼性と考えてよいことになっています．一方で定性抗原検査は基本的には有症状者の診断目的で使うものとなっています．また，急性期は PCR 検査に近い感度となっていますが，発症から時間が経過すると急激に感度が落ちるため，発症から 10 日以上過ぎている場合や無症状者のスクリーニングには推奨されないということになっています．

診断を確定するには

診断は，PCR を用いたウイルス遺伝子の検出，または抗原検査を用いたウイルスタンパク質の検出があれば確定です（図 32）．いずれかの検査で陽性が出た場合には基本的に再検査の必要はなく，信用してよいとされていますが，試薬のコンタミネーションや操作エラーなどで偽陽性は起こりえます．ただ理論上は非常に稀なため，陽性判定はほぼ信頼

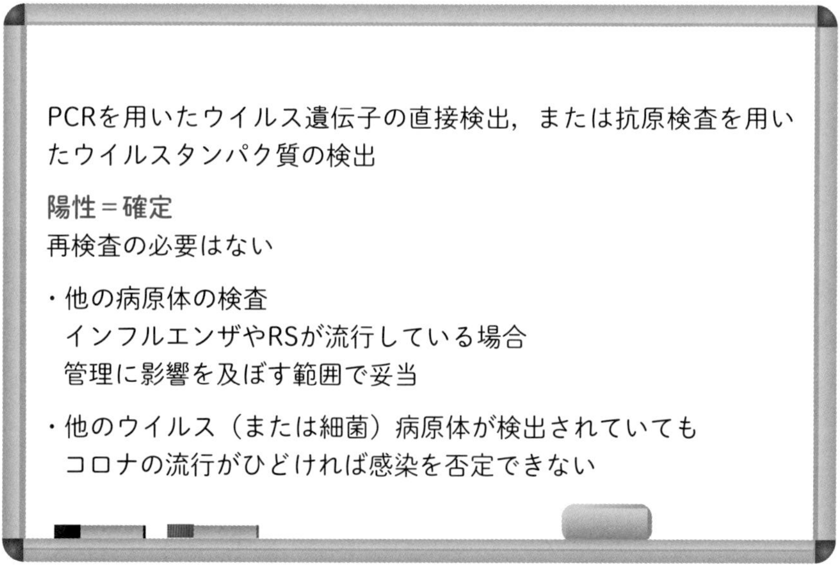

PCRを用いたウイルス遺伝子の直接検出，または抗原検査を用いたウイルスタンパク質の検出

陽性＝確定
再検査の必要はない

・他の病原体の検査
　インフルエンザやRSが流行している場合
　管理に影響を及ぼす範囲で妥当

・他のウイルス（または細菌）病原体が検出されていても
　コロナの流行がひどければ感染を否定できない

図 32 診断[43]

してよいです.

　PCR 検査のポイントは高い特異性があることです（図33）. 理想的な環境であれば問題ありませんが，稀に人為的要因によって偽陽性も起こりえます[45]. また，感度も十分とはいえず最大 40%程度の偽陰性率があるといわれています[46]. 検体の取り方も影響するため，実際にこれほど高くはないかもしれませんが，陰性が出た場合は必要に応じて繰り返し検査します. エビデンスとして出ているのは 4 回以上の検査で初めて陽性となる患者は稀ということです[43]. したがって，陰性が出た場合に繰り返すのは 3 回まで，それも疑いが強い場合に限定としましょう. どれくらい陽性を疑っているのかという臨床的判断（検査前確率の見積もり）が重要です.

　検査の感度については検体の取り方によってかなり変わってきます[47-49]（図34）. 採取した検体の種類と質，検査時の罹病期間に左右されます. 前述のように中咽頭検体単体では感度が低い（68%）です. 鼻腔と咽頭スワブの組み合わせが最も高感度（97%）だといわれています. 唾液検体と鼻腔検体は若干感度が下がるかもしれませんが許容範囲でし

・PCRの精度―高い特異性
　理想的な環境では高い感度も持つが臨床性能は条件により可変的

・偽陽性は稀

・偽陰性率は5%未満から40%

・繰り返し陰性で，4回以上の検査で初めて陽性となる患者は稀

図33 PCRについて[45,46]

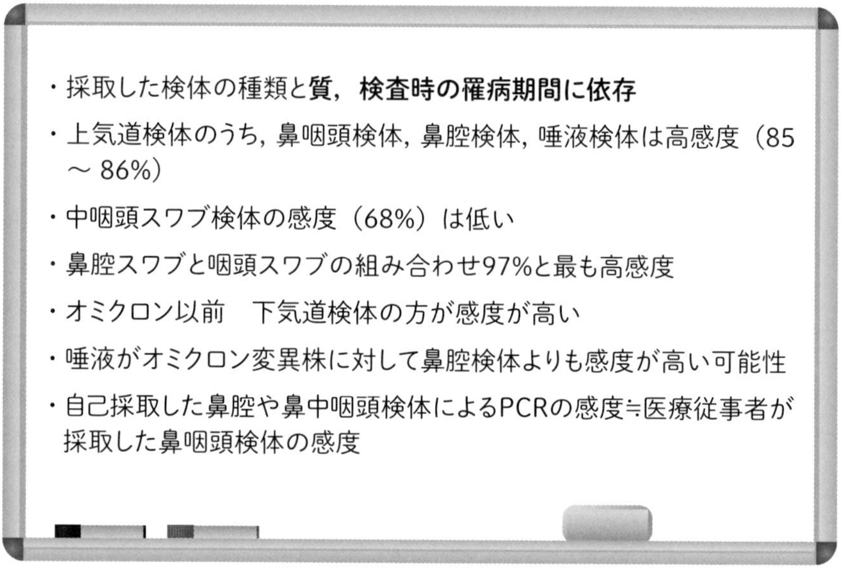

- 採取した検体の種類と**質，検査時の罹病期間に依存**
- 上気道検体のうち，鼻咽頭検体，鼻腔検体，唾液検体は高感度（85 ～ 86%）
- 中咽頭スワブ検体の感度（68%）は低い
- 鼻腔スワブと咽頭スワブの組み合わせ97%と最も高感度
- オミクロン以前　下気道検体の方が感度が高い
- 唾液がオミクロン変異株に対して鼻腔検体よりも感度が高い可能性
- 自己採取した鼻腔や鼻中咽頭検体によるPCRの感度≒医療従事者が採取した鼻咽頭検体の感度

図34 **検査の感度**[47-49]

ょう[47]．下気道，特に気管支検体が感度は高いのですが，エアロゾル発生のリスクもあるため実際にはなかなか難しいと思います．今までは検体は医療従事者が採取するのが基本でしたが，採取する人手不足が当院含め全国的に問題になっています．このマンパワーの不足を解消するためには患者自身に自己採取してもらうのがよいのですが，このセルフ検査についても正しく行われればそれほど感度は変わらないとされています[48,49]．もちろん患者の手技に依存するため安定性はないかもしれませんが，ある程度信頼たるものと考えてよいでしょう．

○　偽陰性率

　　偽陰性率は時間の経過にかなり左右されます（図35）．まず曝露日は当然100%偽陰性となります．潜伏期間がありますので，当日は検査しても多くは無意味です．5日目の発症し始める頃で偽陰性率は38%，8日目で20%，21日目で66%というデータからも[50]，やはり5日目〜8日目くらいの検査が最も望ましく，曝露後すぐに検査したところで陰性

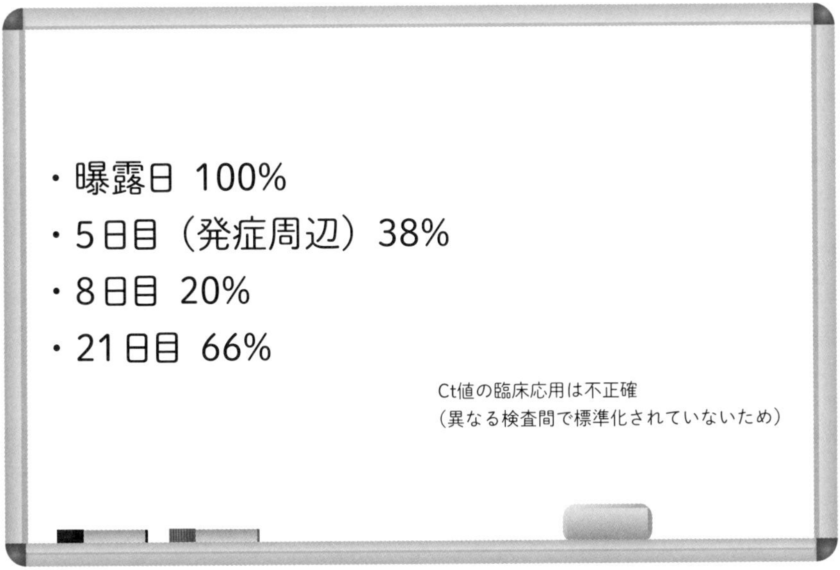

- 曝露日 100%
- 5日目（発症周辺）38%
- 8日目 20%
- 21日目 66%

Ct値の臨床応用は不正確
（異なる検査間で標準化されていないため）

図35 偽陰性率

が出ても感染の否定はできません．一方で時間がかなり経ってしまうと偽陰性率は再び高くなってきます．21日目で66%偽陰性ということは，40%ほどは陽性が出続けるということです．感染性は10日ほど経てばなくなるといわれていますので，21日目に陽性だとしても隔離の必要はありません．このように，やはりPCR検査は隔離解除基準の判断には原則として使わない方がよいでしょう．

　PCRの解釈と運用ですが，基本的にはPCRが陽性であればCOVID-19確定です（図36）．しかし，PCR陽性＝感染力があるということではないということが大事です[51]．

　一方で陰性結果は単体では信用してはいけません（図37）．やはり感度が十分ではないため，偽陰性の可能性は考えなければいけません．どの場所をスワブした検体かによっても感度は異なるようで，上気道検体は下気道検体より劣るようです[52]．偽陰性が出た時の解釈は臨床的に疑いが高いか低いかがポイントになります．その患者の疑いが高いのであれば1回の陰性で判断するのは危険です．しかし，疑いが低い場合にはPCR検査陰性であれば概ね除外していいということです．ルーチンで

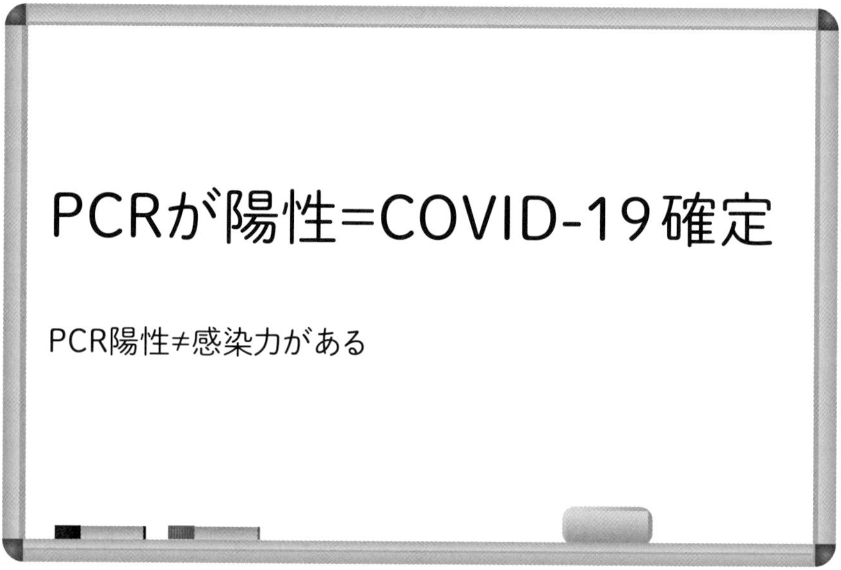

PCRが陽性＝COVID-19確定

PCR陽性≠感染力がある

図 36 PCRの解釈と運用[51]

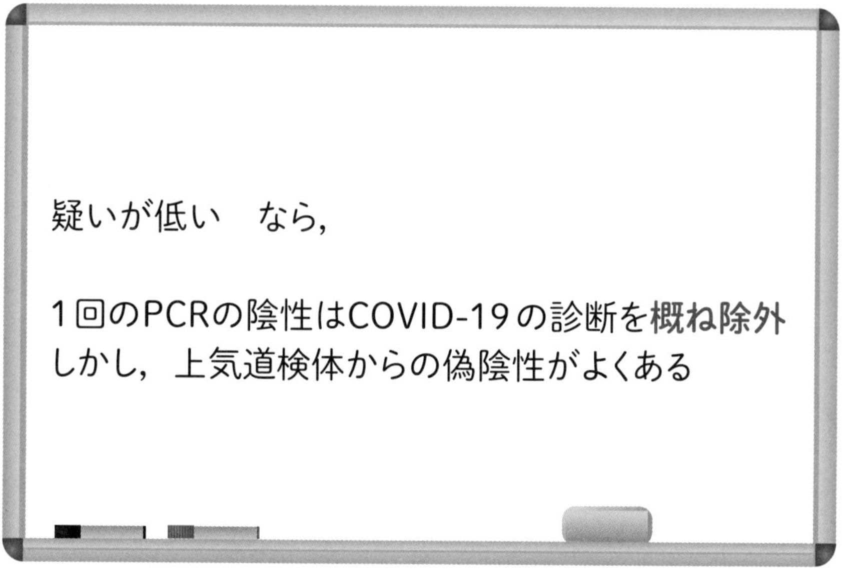

疑いが低い　なら，

1回のPCRの陰性はCOVID-19の診断を**概ね除外**
しかし，上気道検体からの偽陰性がよくある

図 37 最初のPCRの結果が陰性

JCOPY 498-02144

のリピート検査は必要ありません.

○ **再検査について**

　　　これだけ感染者数が多いと 1 回陰性が出た人全員に再検査を行うのは
とても無駄が多いのですが，疑いが強い場合はリピート検査が必要です
（図 38）．再検査をするかどうかの判断には，陽性とわかった場合にそ
の後の対応が変わるかどうかが重要です．検査で陰性が出た時，
COVID-19 の可能性が否定できない人でも，重症化リスクが低く自宅
療養で問題ないのであれば再検査せずに，10 日間療養していただくだ
けでよいかもしれません．一方で病院や高齢者施設内で院内クラスター
対策や隔離が必要な状況では，1 回の陰性で隔離解除してしまい，院内
感染が起きてしまうと取り返しのつかないことになってしまいます．そ
ういった場合にはリピート検査をする必要があります．こうした感染制
御にとって重要な場合は再検査を行うことが推奨されます．再検査は前
回の検査から 24 〜 48 時間経ってから行います．24 時間以内の再検査

・リピート検査

　最初の検査が陰性でもCOVID-19の疑い
　感染の有無を確認することが感染制御にとって重要
　再検査を行うことを推奨

・再検査　初回検査から24 〜 48時間してから
・24時間以内の再検査は推奨されない

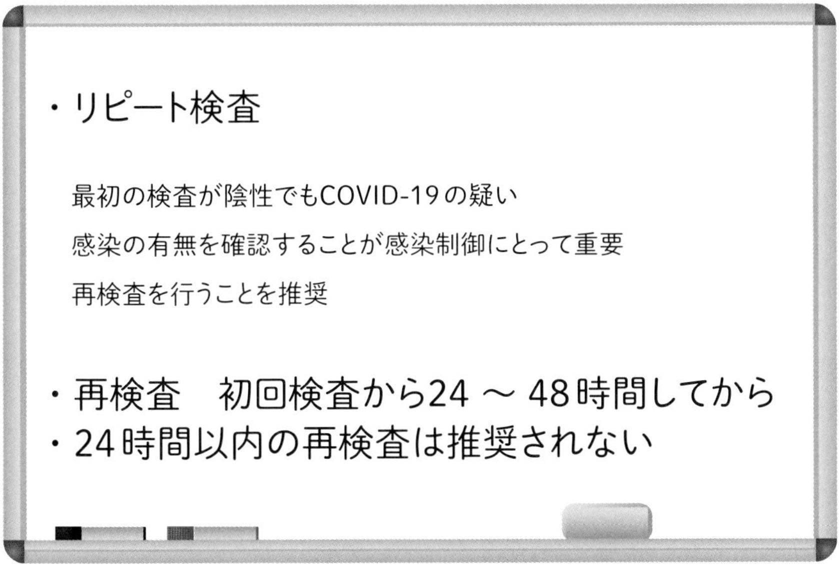

図38 疑いが強い

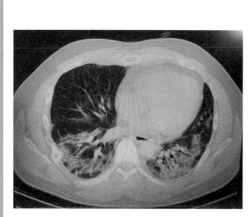

・他に理由のない肺炎
・他に理由のない熱
・家族がコロナ
・流行下の風邪症状
・味覚・嗅覚異常

図39 疑いが強いとは?

は推奨されていません.

　疑いが強いというのは，具体的にどのような場合でしょうか．例えば図39のような肺炎所見をみた際に，検査で陰性だったとしても，他に肺炎を起こす理由が見つからなかければ再検査する必要があります．他に理由がないのに発熱している場合も同様です．また，家族が感染者の場合はほぼその人も COVID-19 と考えた方がよいでしょう．逆に言ったらその場合は，重症化リスクが低ければ再検査なしに陽性と考えて，「みなしコロナ」としてもよいかもしれません．臨床判断の方がこうした場合は重要です．実はこのような検査で陰性でも臨床判断で陽性とするのはコロナが初めてではなく，以前からインフルエンザに対してもやってきていることです．そのほか疑いが強い場合として，流行下では，咽頭痛・咳・鼻水・発熱といった風邪症状をみた際にはコロナ感染の可能性が高いため，感染制御上の対応が変わるのであればリピート検査が必要になってきます．オミクロン株以降少なくなってきましたが,味覚・嗅覚異常は COVID-19 に比較的特異的な症状のため，再検査した方がよいかもしれません.

JCOPY 498-02144

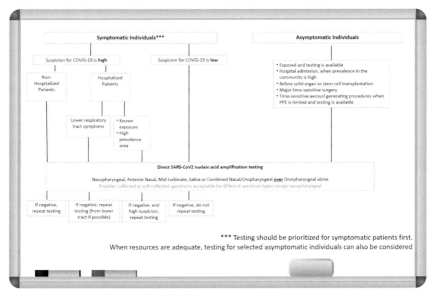

図 40 IDSAのガイドラインの検査アルゴリズム[34]

　図 40 は IDSA のガイドラインの検査アルゴリズムです[34]．有症状者と無症状者に分かれており，再検査を推奨する状況も同様に示されています．

抗原検査

　次に抗原検査はどうかというと，特異度は PCR 同様に高いです[53]（図41）．こちらも陽性であれば確定診断でよいです．ただし，PCR 以上に感度が低く，偽陽性も稀にあります．ここでもやはり臨床像が重要で，疑いが弱い人の場合は偽陽性を考えた方がよいかもしれません．そもそも疑いがかなり低いのであれば検査自体の必要性を考えるべきですが，スクリーニングで陽性となった時などは注意した方がよいでしょう．それ以外は検査をするような患者で陽性であれば信用してよいと思います．感度の低さが最大の問題ですが，症状がある場合，発症して最初の週が最も感度が高く，逆に無症状者に対しては抗原検査をしても当たらないことの方が多いということです[53]．

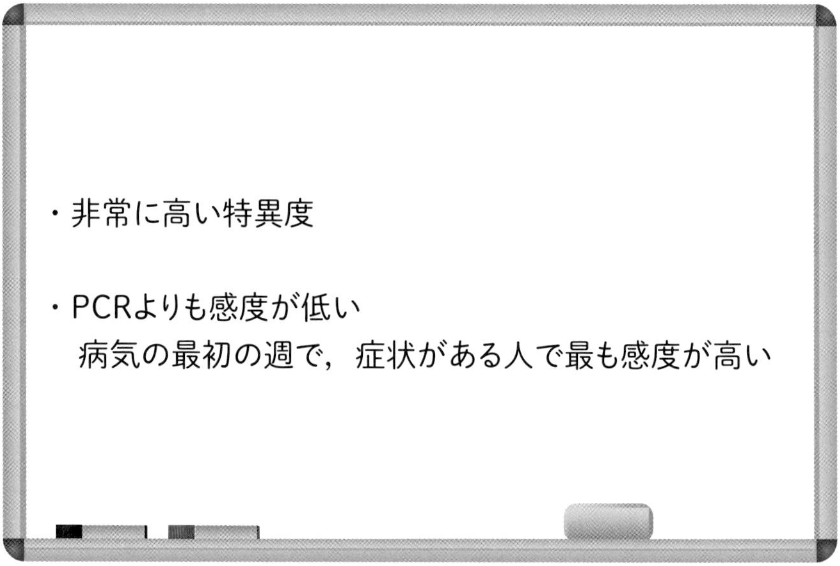

・非常に高い特異度

・PCRよりも感度が低い
　病気の最初の週で，症状がある人で最も感度が高い

図41 抗原検査の性能①[53]

　性能としては特異度99％ということで，稀な偽陽性を除けば陽性は信用してよいでしょう（図42）．事前確率がどう考えても低いような人は検査をそもそもしなくてよいですが，スクリーニングした人の中には偽陽性になることがあるかもしれません．感度は低く，曝露歴がある人でも無症状者の場合は55％ほど，有症状者だと73％です．発症後1週間程度の感度で約81％ですが，2週間経つと下がってしまい54％になります．症状発現後4〜5日が最大感度と示されています．

　抗原検査とPCRの感度の比較ですが，ウイルス量が増えれば当然Ct値は低くなります．Ct値が25以下であれば抗原検査はだいたい当たりますが，Ct値が高くなり，ウイルス量が減ってくると抗原検査の感度は大幅に下がってしまいます[34]（図43）．抗原検査が陰性ということはつまり，ウイルス量が少ないということなので，感染性は低いかもしれません．また，PCRには持続陽性の問題もあるため，感染性の評価や隔離解除の判断にはもしかすると抗原検査の方がよいかもしれません．抗原検査陽性になるケースではPCR検査陽性になるケースよりも感染性ウイルスが培養できたという報告も出ています[54]．

JCOPY 498-02144

・特異度　99％

・感度
　無症状者　55％
　有症状者　73％
　症状発現後1週間　81％　　2週間　54％

・症状発現後約4日が最大

図42 抗原検査の性能②[57]

・上気道検体中のウイルスRNA量が増えるほど
　（PCRのCt値が低いほど）向上[53]

　平均感度
　　Ct値≦25で94〜97％
　　Ct値25〜30で69％
　　Ct値>30で19％

抗原検査陽性は，RT-PCR検査陽性より感染性
ウイルスが培養できた[54]

図43 抗原検査の感度とPCR[53,54]

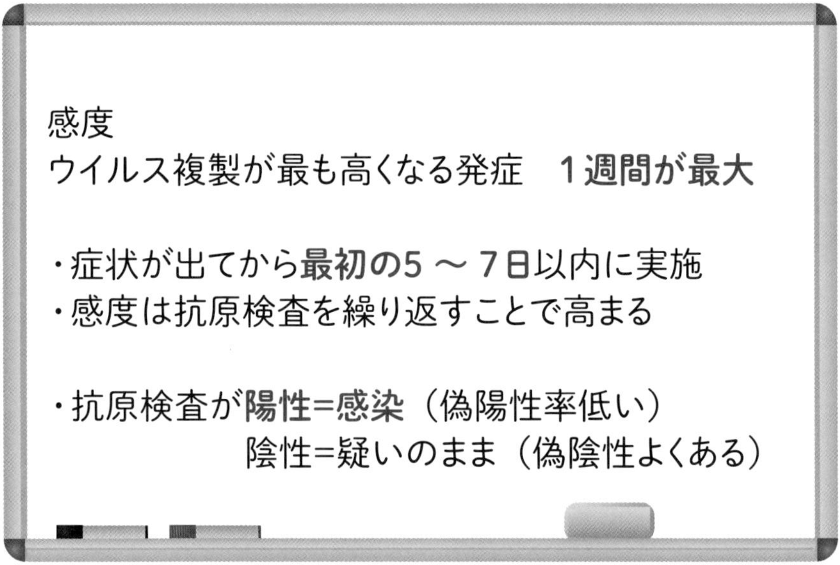

感度
ウイルス複製が最も高くなる発症　1週間が最大

・症状が出てから**最初の5 〜 7日**以内に実施
・感度は抗原検査を繰り返すことで高まる

・抗原検査が**陽性=感染**（偽陽性率低い）
　　　　　陰性=疑いのまま（偽陰性よくある）

図44 抗原検査の結果解釈と運用

　抗原検査の結果解釈と運用ですが，ウイルス複製が最も活発でウイルス量が多くなる感染した日から1週間程度が最も検査のタイミングとして望ましいです（図44）．つまり症状が出てから5 〜 7日目に検査してもらうのが原則です．それでも偽陰性は一定数生じます．その際，疑いが強ければ検査は繰り返します．これは感度が低いためで，陽性が出れば基本的には感染と診断してよいですが，陰性の場合は，患者が臨床的に疑いが強ければ疑いのままと判断する必要があります．

　そうした疑いが強い偽陰性への対応の具体的な実施ですが，48時間毎にさらに2回抗原検査（合計3回）を繰り返すのが1つの方法です（図45）．もう1つは抗原検査で陰性が出た後，1回PCR検査を追加します．すべての再検査で陰性が出た場合はCOVID-19の可能性は低いと考えてよいでしょう．

　CDCによる，院内クラスター・アウトブレイクが起きているか調べる場合のモニタリング抗原検査の推奨を図46にまとめました[55]．高齢者施設などで定期的に職員を検査するような場合はこちらが参考になるでしょう．1回の検査の感度そのものは低くても，回数を増やすことで

・48時間ごとにさらに2回抗原検査を繰り返すことを推奨
（合計3回の検査）

・最初の抗原検査　陰性の場合，1回PCR検査追加
・すべての再検査　陰性→COVID-19　可能性低い

・抗原検査が偽陰性であった場合の影響が小さい場合
再検査をしないことも合理的

図45 偽陰性への対応

・SARS-CoV-2感染者を迅速に特定し隔離
アウトブレイク環境，リスクの高い集団環境（高齢者施設など）
職員の反復スクリーニングが有用

・十分な頻度×抗原検査　累積感染率↓
・最適な抗原検査の頻度と期間は不明
・初回の感度
有症者　60％，無症状者わずか！12％
・2回，3回の連続検査感度
有症者　　92％，94％
無症状者　51％，75％

図46 アウトブレイクのモニタリング抗原検査[55]

累積の感染率は下げられるという考え方です．問題点としては，この研究が行われたある高齢者施設では，実際に検査回数を増やすことで感染率は減らせるという結果が出たものの，実際にどのくらいの頻度で検査をするのがよいのかはまだわかっていないのです[56]．症状のない入所者やスタッフを検査する場合に抗原検査の感度がさらに低くなります．有症状者は初回の感度がだいたい 60％に対し，無症状者はわずか 12％しかありません．これを 2 回，3 回と繰り返すことで，それぞれ感度が有症状者で 92％，94％，無症状者で 51％，75％と上がっていきます．しかし，再検査の適切なタイミングと回数がどのくらいなのかは不明であり，毎日スタッフ全員に検査をすることは現実的とも思えません．

　以上の説明で最初に示したアルゴリズム（p.90 の図 26 参照）の流れを理解できたと思います．抗原検査が陽性の場合，陰性の場合，また陰性の場合に追加検査が必要かどうか，すべての場合の判断ができるようになったと思います．ひととおりの検査運用の実際をぜひ理解していただければ幸いです．

JCOPY 498-02144

文献📖

1) CDC.COVID-19 Vaccine Interim COVID-19 Immunization Schedule for Persons 6 Months of Age and Older. https://www.cdc.gov/vaccines/covid-19/downloads/covid-19-immunization-schedule-ages-6months-older.pdf（12/08/2022version）

2) Steensels D, Pierlet N, Penders J, et al. Comparison of SARS-CoV-2 antibody response following vaccination with BNT162b2 and mRNA-1273. JAMA. 2021; 326(15): 1533-5.

3) Havers FP, Pham H, Taylor CA, et al. COVID-19-associated hospitalizations among vaccinated and unvaccinated adults 18 years or older in 13 US states, January 2021 to April 2022. JAMA Intern Med. 2022; 182(10): 1071-81.

4) Baden LR, El Sahly HM, Essink B, et al. Efficacy and safety of the mRNA-1273 SARS-CoV-2 vaccine. N Engl J Med. 2021; 384(5): 403-16.

5) Polack FP, Thomas SJ, Kitchin N, et al. Safety and efficacy of the BNT162b2 mRNA Covid-19 vaccine. N Engl J Med. 2020; 383(27): 2603-15.

6) Chodick G, Tene L, Rotem RS, et al. The effectiveness of the two-dose BNT162b2 vaccine: analysis of real-world data. Clin Infect Dis. 2022; 74(3): 472-8.

7) 2020年4月15日，西浦氏が所属する厚生労働省のクラスター対策班の記者会見で発表された被害想定.

8) Bilinski A, Thompson K, Emanuel E. COVID-19 and excess all-cause mortality in the US and 20 comparison countries, June 2021-March 2022. JAMA. 2023; 329(1): 92-4.

9) WHO Coronavirus (COVID-19) Dashboard. https://covid19.who.int/

10) 厚生労働省. データからわかる―新型コロナウイルス感染症情報―. https://covid19.mhlw.go.jp/

11) 厚生労働省. 新型コロナウイルス感染症（COVID-19）診療の手引き・第8.1版（2022年10月5日掲載）. https://www.mhlw.go.jp/content/000936655.pdf

12) Watson OJ, Barnsley G, Toor J, et al. Global impact of the first year of COVID-19 vaccination: a mathematical modelling study. Lancet Infect Dis. 2022; 22(9): 1293-302.

13) Andrews N, Stowe J, Kirsebom F, et al. Covid-19 vaccine effectiveness against the Omicron (B.1.1.529) variant. N Engl J Med. 2022; 386(16): 1532-46.

14) Ng OT, Marimuthu K, Lim N, et al. Analysis of COVID-19 incidence and severity among adults vaccinated With 2-Dose mRNA COVID-19 or inactivated SARS-CoV-2 vaccines with and without boosters in Singapore. JAMA Netw Open. 2022; 5(8): e2228900.

15) Wang Q, Guo Y, Iketani S, et al. Antibody evasion by SARS-CoV-2 Omicron subvariants BA.2.12.1, BA.4 and BA.5. Nature. 2022; 608(7923): 603-8.

16) Tseng HF, Ackerson BK, Luo Y, et al. Effectiveness of mRNA-1273 against SARS-CoV-2 Omicron and Delta variants. Nat Med. 2022; 28: 1063-71.

17) Arbel R, Sergienko R, Friger M, et al. Effectiveness of a second BNT162b2 booster vaccine against hospitalization and death from COVID-19 in adults aged over 60 years. Nat Med. 2022; 28: 1486-90.

18) Muhsen K, Maimon N, Mizrahi AY, et al. Association of receipt of the fourth BNT162b2 dose with Omicron infection and COVID-19 hospitalizations among residents of long-term care facilities. JAMA Intern Med. 2022; 182(8): 859-67.

19) Cohen MJ, Oster Y, Moses AE, et al; Israeli-Hospitals 4th Vaccine Working Group.

Association of receiving a fourth dose of the BNT162b vaccine with SARS-CoV-2 infection among health care workers in Israel. JAMA Netw Open. 2022; 5(8): e2224657.

20) Hause AM, Marquez P, Zhang B, et al. Safety monitoring of bivalent COVID-19 mRNA vaccine booster doses among persons aged ≥ 12 years - United States, August 31-October 23, 2022. MMWR Morb Mortal Wkly Rep. 2022; 71(44): 1401-6.

21) Azzolini E, Levi R, Sarti R, et al. Association between BNT162b2 vaccination and long COVID after infections not requiring hospitalization in health care workers. JAMA. 2022; 328(7): 676-8.

22) Kuodi P, Gorelik Y, Zayyad H, et al. Association between BNT162b2 vaccination and reported incidence of post-COVID-19 symptoms: cross-sectional study 2020-21, Israel. NPJ Vaccines. 2022; 7: 101.

23) m3.com 岡秀昭の weekly レポート. 2022 年 11 月 26 日. https://www.m3.com/news/iryoishin/1097423

24) ゾコーバ添付文書. https://pins.japic.or.jp/pdf/newPINS/00070668.pdf

25) 厚生科学審議会（予防接種・ワクチン分科会 副反応検討部会）予防接種法に基づく医療機関からの副反応疑い報告状況について（2022 年 12 月 16 日報告）. https://www.mhlw.go.jp/content/10601000/001024106.pdf

26) Mefsin YM, Chen D, Bond HS, et al. Epidemiology of infections with SARS-CoV-2 Omicron BA.2 variant, Hong Kong, January-March 2022. Emerg Infect Dis. 2022; 28 (9): 1856-8.

27) Arashiro T, Arima Y, Muraoka H, et al. COVID-19 vaccine effectiveness against symptomatic SARS-CoV-2 infection during Delta-dominant and Omicron-dominant periods in Japan: a multi-center prospective case-control study（FASCINATE study）. Clin Infect Dis. 2023; 76: e108-15.

28) Siddiqi HK, Mehra MR. COVID-19 illness in native and immunosuppressed states: a clinical-therapeutic staging proposal. J Heart Lung Transplant. 2020; 39(5): 405-7.

29) Cevik M, Kuppalli K, Kindrachuk J, et al. Virology, transmission, and pathogenesis of SARS-CoV-2. BMJ. 2020; 371: m3862.

30) 日本感染症学会. COVID-19 に対する薬物治療の考え方 第 15 版（2022 年 11 月 22 日）. https://www.kansensho.or.jp/uploads/files/topics/2019ncov/covid19_drug_221122.pdf

31) RECOVERY Collaborative Group, Horby P, Lim WS, et al. Dexamethasone in hospitalized patients with Covid-19. N Engl J Med. 2021; 384(8): 693-704.

32) WHO. Ten threats to global health in 2019. https://www.who.int/news-room/spotlight/ten-threats-to-global-health-in-2019

33) https://sso.uptodate.com/contents/image?imageKey=ID%2F134206&source=graphics_gallery&topicKey=127488

34) Hanson KE, Caliendo AM, Arias CA, et al. The Infectious Diseases Society of America Guidelines on the Diagnosis of COVID-19: Molecular Diagnostic Testing. Infectious Diseases Society of America 2020; Version 2.0.0. https://www.idsociety.org/practice-guideline/covid-19-guideline-diagnostics/

35) CDC. Overview of Testing for SARS-CoV-2, the virus that causes COVID-19. Updated Sept. 28, 2022. https://www.cdc.gov/coronavirus/2019-ncov/hcp/testing-

JCOPY 498-02144

overview.html

36) Deng JZ, Chan JS, Potter AL, et al. The Risk of postoperative complications after major elective surgery in active or resolved COVID-19 in the United States. Ann Surg. 2022; 275(2): 242-6.

37) Prasad NK, Lake R, Englum BR, et al. Increased complications in patients who test COVID-19 positive after elective surgery and implications for pre and postoperative screening. Am J Surg. 2022; 223(2): 380-7.

38) COVIDSurg Collaborative. Outcomes and their state-level variation in patients undergoing surgery with perioperative SARS-CoV-2 infection in the USA: a prospective multicenter study. Ann Surg. 2022; 275(2): 247-51.

39) El-Boghdadly K, Cook TM, Goodacre T, et al. Timing of elective surgery and risk assessment after SARS-CoV-2 infection: an update: a multidisciplinary consensus statement on behalf of the Association of Anaesthetists, Centre for Perioperative Care, Federation of Surgical Specialty Associations, Royal College of Anaesthetists, Royal College of Surgeons of England. Anaesthesia. 2022; 77(5): 580-7.

40) CDC. Interim Guidelines for Collecting and Handling of Clinical Specimens for COVID-19 Testing(Updated July 15, 2022). https://www.cdc.gov/coronavirus/2019-ncov/lab/guidelines-clinical-specimens.html

41) Calame A, Mazza L, Renzoni A, et al. Sensitivity of nasopharyngeal, oropharyngeal, and nasal wash specimens for SARS-CoV-2 detection in the setting of sampling device shortage. Eur J Clin Microbiol Infect Dis. 2021; 40(2): 441-5.

42) Tsang NNY, So HC, Ng KY, et al. Diagnostic performance of different sampling approaches for SARS-CoV-2 RT-PCR testing: a systematic review and meta-analysis. Lancet Infect Dis. 2021; 21(9): 1233-45.

43) Lee TH, Junhao Lin R, Lin RTP, et al. Testing for SARS-CoV-2: can we stop at 2? Clin Infect Dis. 2020; 71(16): 2246-8.

44) Yu F, Yan L, Wang N, et al. Quantitative detection and viral load analysis of SARS-CoV-2 in infected patients. Clin Infect Dis. 2020; 71(15): 793-8.

45) Fang FC, Naccache SN, Greninger AL. The laboratory diagnosis of coronavirus disease 2019- frequently asked questions. Clin Infect Dis. 2020; 71(11): 2996-3001.

46) Jing R, Kudinha T, Zhou ML, et al. Laboratory diagnosis of COVID-19 in China: a review of challenging cases and analysis. J Microbiol Immunol Infect. 2021; 54(1): 17-26.

47) Marais G, Hsiao NY, Iranzadeh A, et al. Improved oral detection is a characteristic of Omicron infection and has implications for clinical sampling and tissue tropism. J Clin Virol. 2022; 152: 105170.

48) Klein JAF, Krüger LJ, Tobian F, et al. Head-to-head performance comparison of self-collected nasal versus professional-collected nasopharyngeal swab for a WHO-listed SARS-CoV-2 antigen-detecting rapid diagnostic test. Med Microbiol Immunol. 2021; 210: 181-6.

49) Schuit E, Venekamp RP, Hooft L, et al. Diagnostic accuracy of covid-19 rapid antigen tests with unsupervised self-sampling in people with symptoms in the omicron period: cross sectional study [published correction appears in BMJ. 2022 Sep

16;378:o2241]. BMJ. 2022; 378: e071215.

50) Kucirka LM, Lauer SA, Laeyendecker O, et al. Variation in false-negative rate of reverse transcriptase polymerase chain reaction-based SARS-CoV-2 tests by time since exposure. Ann Intern Med. 2020; 173(4): 262-7.

51) He X, Lau EHY, Wu P, et al. Temporal dynamics in viral shedding and transmissibility of COVID-19 [published correction appears in Nat Med. 2020; 26(9): 1491-1493]. Nat Med. 2020; 26(5): 672-5.

52) Wang W, Xu Y, Gao R, et al. Detection of SARS-CoV-2 in different types of clinical specimens. JAMA. 2020; 323(18): 1843-4.

53) Dinnes J, Sharma P, Berhane S, et al. Rapid, point-of-care antigen tests for diagnosis of SARS-CoV-2 infection. Cochrane Database Syst Rev. 2022; 7(7): CD013705.

54) Ke R, Martinez PP, Smith RL, et al. Daily longitudinal sampling of SARS-CoV-2 infection reveals substantial heterogeneity in infectiousness. Nat Microbiol. 2022; 7(5): 640-52.

55) CDC. Guidance for Antigen Testing for SARS-CoV-2 for Healthcare Providers Testing Individuals in the Community. https://www.cdc.gov/coronavirus/2019-ncov/lab/resources/antigen-tests-guidelines.html

56) Holmdahl I, Kahn R, Hay JA, et al. Estimation of transmission of COVID-19 in simulated nursing homes with frequent testing and immunity-based staffing. JAMA Netw Open. 2021; 4(5): e2110071.

57) Chu VT, Schwartz NG, Donnelly MAP, et al. Comparison of home antigen testing with RT-PCR and viral culture during the course of SARS-CoV-2 infection. JAMA Intern Med. 2022; 182(7): 701-9.

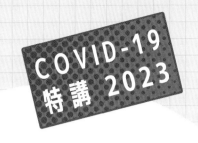
COVID-19
特講 2023

症例検討編

岡　秀昭 ×

河合夏美
片山理智
長谷川哲平
川村隆之

外来・軽症治療編

　今回は，外来・軽症治療編ということでCOVID-19の症例検討会をいたします．各医療機関は様々な対応に追われ慌ただしい毎日と思います．そんな中，新規に国産の治療薬が承認され，先行して複数の有効な治療薬が使えるようになっています．変化してきた最新の外来での軽症者の治療を多くの医療従事者の方に知っていただき対応していただくことが，5類への移行もささやかれる中で，このパンデミック下では必要ではないかと思います．私たちの今までの経験と，専門家としての知識を共有させていただき，今後の対応で参考にしていただければ幸いです．

■ 症例①: 右被殻出血の既往，高血圧の 50 歳代男性

`河合` 埼玉医科大学総合診療内科の河合夏美です．入局1年目で，感染症のスペシャリストになるべく岡先生のもとで学んでいます．今回は，COVID-19 に関して経験した症例について報告いたします．

　症例①は，50歳代男性．被殻出血の保存的治療の既往があり，高血圧に対して内服治療中の方でした（図1）．2日前に同居の妻が発熱し，COVID-19 の診断となり，1日前に本人も発熱しました．市販の抗原検査で陽性となったため受診しました．生活歴としては，直近まで1日20本程度の喫煙歴があります．処方歴としてはアムロジピンを内服しています．ワクチン接種歴はありませんでした．

`岡` このケースは，被殻出血既往のある高血圧の50歳代男性が，発熱し，COVID-19 の抗原検査が陽性になったというものです．診断はいかがでしょう．

`河合` 新たに発熱がみられていることと，現在の感染流行状況および感染者との接触歴を考えると，市販キットでの検査ですが真の陽性と考えてよいと思います．

`岡` 認定されている抗原検査は迅速にできて，特異度は比較的高いです．臨床症状があり，奥様が陽性の診断を受けているということであれば診断確定でよいでしょう．難しいのはむしろ陰性の時ですね．例えば，この症例で検査が陰性だったらどう考えますか．

【現病歴】右被殻出血の既往あり
　　　　　高血圧に対して内服治療中

　　　　　2日前に妻が発熱しCOVID-19の診断となり，
　　　　　1日前に本人も発熱した

　　　　　市販の抗原検査で陽性となったため受診した

【生活歴】飲酒： 缶ビール350 mL　2本/日
　　　　　喫煙： 20〜50歳　20本/日

【内服薬】アムロジピンベシル酸塩

【ワクチン接種歴】なし

図1 症例①50歳代男性

河合　検査キットで陰性であっても，状況的にはかなり疑わしいので今後陽性化する可能性を念頭において対応した方がよいと思います．

岡　　この患者が陽性だとしたら，治療は必要でしょうか．重症化リスクはありますか．

河合　あります．

岡　　ということは早期診断する意義がそれなりにありますね．その場合には，検査で1回陰性が出ても除外せずに検査を繰り返す必要があります．再検査は，より特異度の高いPCR検査を1回やるか，抗原検査を2回行うという2つの方法があります．疑いが強い場合は3回ほど繰り返して検査をすることもありますが，重要なのは患者の病歴やほかの所見をしっかりと診察することです．例えば，このケースの場合はいずれにしても濃厚接触者としての対応は続ける必要がありますが，もし足が腫れて蜂窩織炎があるといった，発熱に他の理由が付けばCOVID-19の疑いは1回の検査だけでかなり下がる可能性があります．特に陰性の場合は検査だけで判断するのは危険です．発熱の原因をしっかり鑑別していく必要があります．また，診断した後に治療の必要があるかどうかで検

【バイタル】

体温	37.6℃
血圧	140/87 mmHg
脈拍数	83/分
呼吸数	20/分
SpO_2	98％（室内気）

【身体診察】

胸部 異常なし
心音 異常なし

【血液検査】

血算

WBC	9,000 /μL	↑
RBC	491万 /μL	
Hb	14.6 g/dL	
Ht	46.6 %	
Plt	26.5万 /μL	

〈血液像〉

Neut	78.5 %	↑
Ly	14.4 %	↓
Mo	9.1 %	
Eo	0.9 %	
Ba	0.1 %	

凝固

D-dimer	0.4 μg/mL

生化学

TP	6.7 g/dL	
Alb	3.7 g/dL	↓
AST	22 U/L	
ALT	24 U/L	
LD	220 U/L	
ALP	75 U/L	
γ-GT	11 U/L	
Cre	1.06 mg/dL	
UN	25 mg/dL	
Na	138 mEq/L	
Cl	104 mEq/L	
K	4.1 mEq/L	
T-bil	0.7 mg/dL	
CRP	1.22 mg/dL	↑

図2 症例①のバイタル，身体診察，血液検査

査を繰り返すかどうか判断する必要もあります．

河合 身体所見としては，バイタルで軽度の発熱を認めるものの，血圧と脈拍は通常通りで，呼吸数も 20 回/分程度，SpO_2 も室内気で 98％で問題ありません．身体診察でも胸部でラ音の聴取など異常所見はありませんでした．血液検査は白血球数の軽度上昇はありますが，そのほかに特記すべき所見はありませんでした（図2）．

岡 この方の COVID-19 の重症度はどのくらいになるでしょうか．

河合 画像検査はしていませんが，少なくとも酸素の低下はないので中等症Ⅰか軽症に近いと考えます．

岡 日本の分類では肺炎の有無で軽症か中等症Ⅰ，主に呼吸状態によって中等症Ⅱか重症かどうか判断します[1]．この方はバイタルサインの異常がないため軽症か中等症Ⅰということになります．さてこのケースの診断に CT や胸部 X 線などの画像は必須でしょうか．

河合 治療の判断が変わる場合は必要ですが，現時点で酸素は下がっていないので，中等症Ⅰでも軽症でも治療が変わらないことを考えると，これ以上の検査は必要ないと思います．

JCOPY 498-02144

岡 そうですね．基本的に，中等症Ⅰと軽症の治療はあまり変わらないので，無理にCT検査を行う必要はありません．呼吸状態が悪ければ，その呼吸不全の原因確認として適切な画像検査も必要になってくるかもしれませんが，オミクロン株になり肺炎が減ってきたこともあり，ルーチンでの画像検査は必要ないでしょう．

　ということで，この方はCOVID-19の軽症か中等症Ⅰですが，治療薬は適応になりますか．

河合 なります．重症化リスクとして高血圧の既往があることと，ワクチン接種歴がないためです．

岡 ワクチン未接種は心配ですね．さらに，脳卒中の既往もあり，喫煙歴もあるということでCOPDが背景にある可能性もありえます．重症化リスクが複数あり，しかもそれを予防できるワクチンを打っていない状況ということで，積極的な治療薬の適応になります．治療薬は誰にでも処方するものではありません．より広い対象が適応となるエンシトレルビル（ゾコーバ®）という薬も出ましたが，どんな対象に使うかどうかは非常に微妙なところがあります．

　軽症者の治療としてはニルマトレルビル／リトナビル（パキロビッド®），レムデシビル（ベクルリー®），モルヌピラビル（ラゲブリオ®）の主に3つの薬があります（図3）．状況によっては抗体カクテル薬やモノクローナル治療薬のほか，最近承認された国産のプロテアーゼ阻害薬であるエンシトレルビルもあります．これらの中からどの薬を選ぶかということになります．さてどんなふうに選べばよいでしょうか．

河合 まずはニルマトレルビル／リトナビルが内服できるかどうかから考えていきます．

岡 そうですね，これらの薬は並列にどれか好きなものをチョイスすればよいというわけではなく，すでに複数の学術報告によって有効性が異なり，推奨されるエビデンスレベルに差があることがわかっています．現時点で特に重症化リスクのある人に対して有効性を示すエビデンスレベルの最も高い薬を使う必要があります．また，投与ルートも重要です．軽症者では内服の方が点滴よりも比較的使いやすいです．それに加えて推定される治療コストや薬の副作用をあわせて最適なものを選択していく必要があります．現時点では，ニルマトレルビル／リトナビルが最も有効

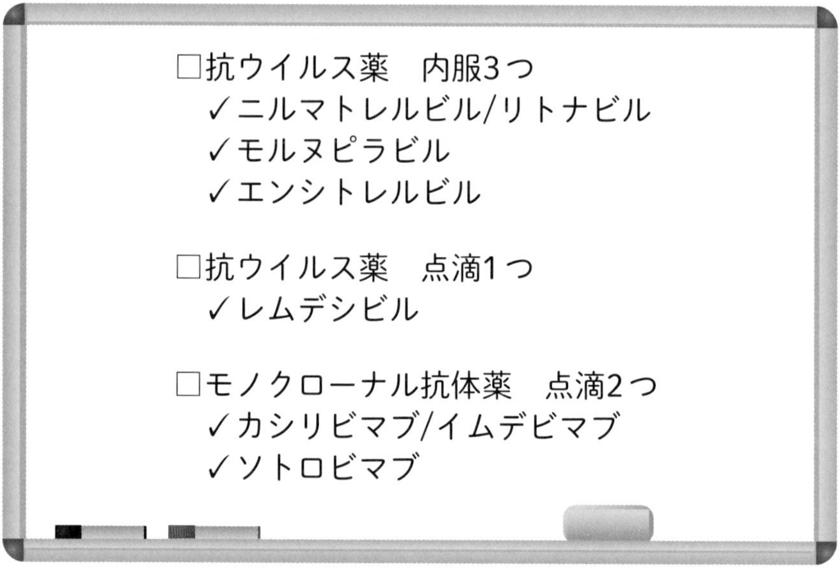

□抗ウイルス薬　内服3つ
　✓ニルマトレルビル/リトナビル
　✓モルヌピラビル
　✓エンシトレルビル

□抗ウイルス薬　点滴1つ
　✓レムデシビル

□モノクローナル抗体薬　点滴2つ
　✓カシリビマブ/イムデビマブ
　✓ソトロビマブ

図3 軽症者用の治療薬

性へのエビデンスレベルが高く，重症化リスクのある人の入院イベント
を減らす報告が多数出ています[2,3]．今回のケースにも使えますか．

河合　はい，使えます．

岡　ニルマトレルビル/リトナビルを使う時にはどのような点に注意が必要
でしょうか．

河合　まず，腎機能が悪い人では使えない場合があるため，腎機能の確認が必
要です．また，併用禁忌の薬剤があるため患者の内服歴はすべて確認が
必要です．この方はカルシウム拮抗薬を内服しています．相互作用とし
てカルシウム拮抗薬の濃度が上昇するリスクがあるため併用注意となっ
ています．禁忌ではありません．

岡　アムロジピンは禁忌ではないんですね．相互作用の中身の確認が非常に
重要で，リトナビルはもともと抗HIV薬の1つで相互作用として併用
する薬剤の血中濃度を上げるはたらきがあり，薬の飲み合わせには非常
に注意しなければいけません．ただし，5日間の服薬で治療が完了にな
るため，例えば高血圧治療薬をその間だけ他の薬に変更したり，中止し
て血圧をモニタリングしたり，あるいは薬によっては血中濃度をモニタ

リングしながら服用を続けたりということができます．つまり，今回の
ケースではニルマトレルビル/リトナビルを選択できないというわけで
はありません．流通の問題さえなければ，他の薬は優先して選択するこ
とにはならないということです．パキロビッド®で決まりです．

　さてその後どうなりましたか．経過をみてみましょう．

河合　その後，5日間の内服を完了し，特に重症化することもありませんでし
た．副作用もありませんでした．

岡　血圧はどうでしたか．

河合　本人の申告では，大きく120を下回るようなこともなく，問題なかっ
たと考えています．

岡　もし降圧薬を中止していた場合，再開のタイミングはどう考えますか．

河合　あまりはっきりした目安はないと思いますが…．

岡　パキロビッド®終了後よりさらに2，3日服用を中止して再開すること
が多いです．それぞれの薬物の再開の判断には薬の半減期をもとに考え
ます．こういったことは薬剤師と協力して処方していくことが重要だと
思います．パキロビッド®のトピックとして，経過をみるうえで注意
しなければいけないことがありますね．

河合　疾患の再活性化でしょうか．

岡　パキロビッド®処方例において，本当にごくわずかな確率で症状がリ
バウンドするという報告が出ています[4]（図4）．私たちはまだ経験した
ことがないくらいの低頻度です．

　今のところ，このリバウンドに関してはほぼ重症化することはなく，
ウイルスの耐性化でもないといわれています．アメリカ大統領のバイデ
ン氏が再発した時に，おそらくこのパキロビッドリバウンドだろうとい
われていました．注意点は，リバウンドした症状自体への治療は要らな
いのですが，感染性はあるかもしれないため感染対策として隔離などは
続けなければいけないということです．稀ではありますが，ニルマトレ
ルビル/リトナビルの服用例ではリバウンドすることがあることは知っ
ておいて損はないでしょう．これは治療失敗やウイルス耐性化を意味す
るものではなく，治療は不要ですが感染対策の継続は必要です．

　河合先生，症例①の報告ありがとうございました．

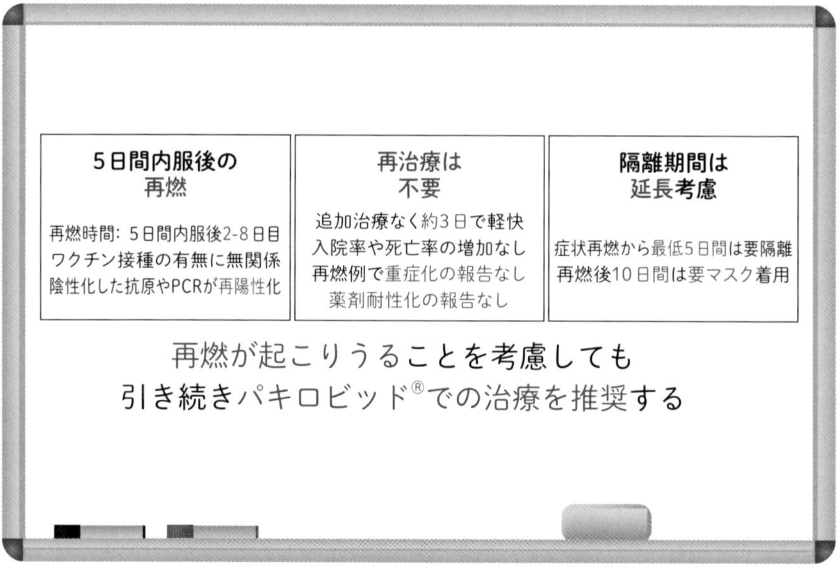

5日間内服後の 再燃	再治療は 不要	隔離期間は 延長考慮
再燃時間：5日間内服後2-8日目 ワクチン接種の有無に無関係 陰性化した抗原やPCRが再陽性化	追加治療なく約3日で軽快 入院率や死亡率の増加なし 再燃例で重症化の報告なし 薬剤耐性化の報告なし	症状再燃から最低5日間は要隔離 再燃後10日間は要マスク着用

再燃が起こりうることを考慮しても
引き続きパキロビッド®での治療を推奨する

図4 パキロビッド®内服後のリバウンド[4)]

○ ニルマトレルビル / リトナビルについて

　ここからは，ニルマトレルビル / リトナビルについての解説をしたいと思います．

　先ほどの図3を再度見てください．ここから薬を選ぶわけですが，まず第1に，陽性者全員に処方する必要があるわけではありません[3,5,6)]（図5）．特に，エンシトレルビルを除いた他の先行承認薬の臨床研究では，対象者はあくまで重症化リスクのある人，ワクチン未接種，かつ軽症者という条件の下，早期投与を行って検証されています．それぞれの臨床研究でNEJMなどのトップジャーナルに臨床効果が示されていて，条件が整った場合に，その示された有効性が担保されるということになります．

　これらの薬の選択において，単体での有効性を比較すると，同じ内服薬のモルヌピラビルは有効性が落ちるのではないかと推定されます[6)]．ニルマトレルビル / リトナビル[3)]，レムデシビル[5)]，耐性化する前のソトロビマブ[7)]が有効性が高いと考えます（図6）．この中で，BQ1.1や

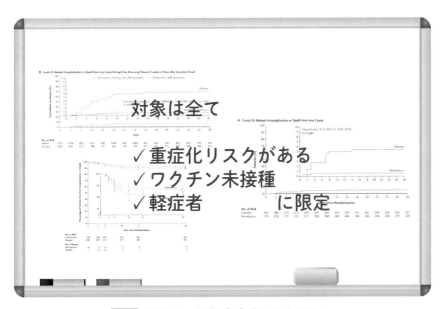

図5 STEP 1: 陽性者全員には必要ない

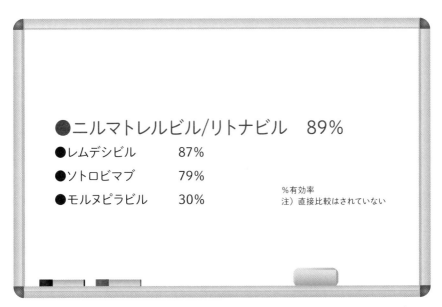

図6 STEP 2: まずは，ニルマトレルビル/リトナビルを検討する[3,5-7]

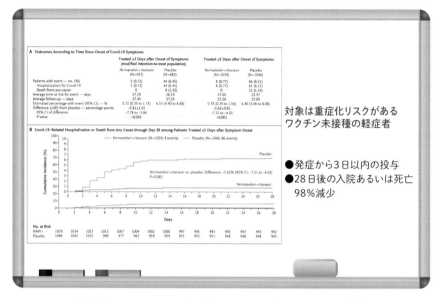

図7 ニルマトレルビル/リトナビル（パキロビッド®）[3]

　BA.5 が主流となっている現時点ではソトロビマブの有効性が期待できないため[8], [9]，ニルマトレルビル / リトナビルまたはレムデシビルを選ぶことが推奨されます．ただしレムデシビルは点滴薬のため，軽症者に対してはファーストチョイスになりにくいです．

　ニルマトレルビル / リトナビルは図7のとおり，重症化リスクのある人で入院や死亡を89%減らすことが報告されています[3]．

　その後，海外での観察研究によるとリアルワールドの診療において，重症化阻止や死亡率低下のファクターの1つにニルマトレルビル / リトナビル処方も含まれると報告されています[2]（図8）．

　さらに最近の研究では，オミクロン株（BA.1）に対しても同様に入院や死亡を減らすことがわかってきています[10]（図9）．

　図10は米国感染症学会の観察研究です．やはり，ニルマトレルビル / リトナビルを処方しているコホートの方が入院・死亡が低いことがわかっています[11]．

　それに対して，モルヌピラビル（ラゲブリオ®）の効果はあるにはありますが低いです[6]（図11）．そのため，まず第1にはニルマトレルビ

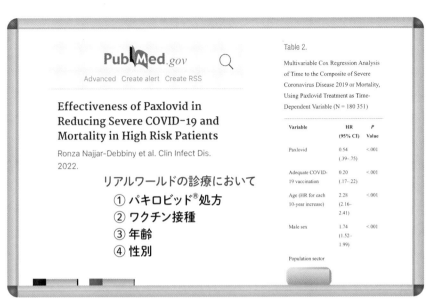

図8 重症化阻止や死亡率低下のファクター[2]

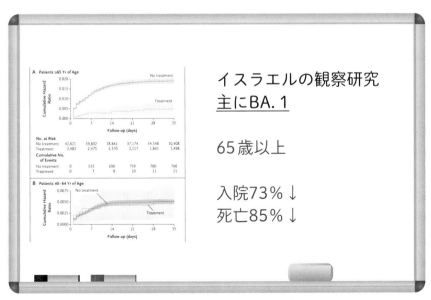

図9 オミクロン株でも有効[10]

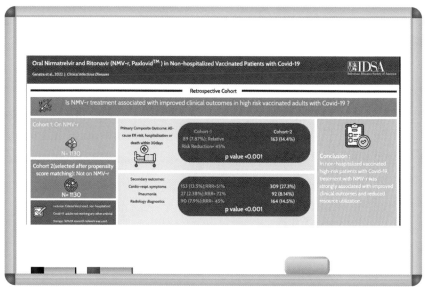

図 10 ワクチン接種者にも有効性がありそう[11]

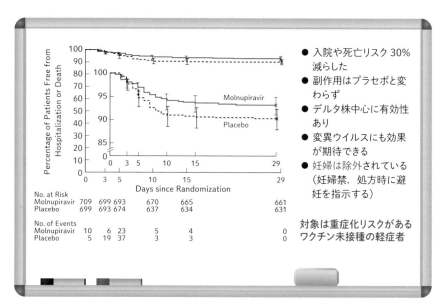

図 11 モルヌピラビル（ラゲブリオ®）[6]

JCOPY 498-02144

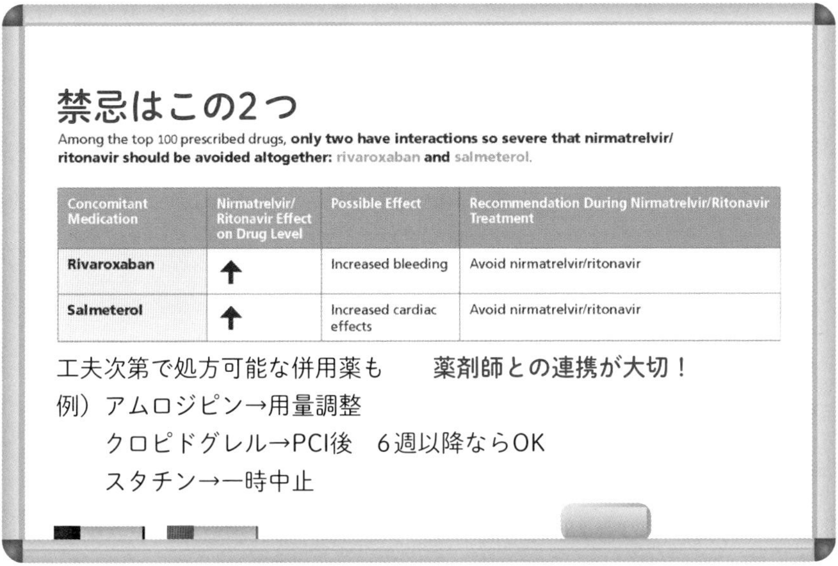

禁忌はこの2つ

Among the top 100 prescribed drugs, **only two have interactions so severe that nirmatrelvir/ritonavir should be avoided altogether:** rivaroxaban and salmeterol.

Concomitant Medication	Nirmatrelvir/Ritonavir Effect on Drug Level	Possible Effect	Recommendation During Nirmatrelvir/Ritonavir Treatment
Rivaroxaban	↑	Increased bleeding	Avoid nirmatrelvir/ritonavir
Salmeterol	↑	Increased cardiac effects	Avoid nirmatrelvir/ritonavir

工夫次第で処方可能な併用薬も　　薬剤師との連携が大切！
例）アムロジピン→用量調整
　　クロピドグレル→PCI後　6週以降ならOK
　　スタチン→一時中止

図12 IDSAガイドラインでは…[13]

ル/リトナビルを処方することを考えます．

　ニルマトレルビル/リトナビルの問題点は，①薬剤相互作用と②腎機能障害の2つです．

　日本の添付文書では多くの薬剤が併用注意・禁忌となっています[12]．

　これでは使うのが難しいだろうと思うかもしれませんが，米国のガイドラインをみると，頻用される薬剤のうち，実際に併用禁忌になるのはリバーロキサバンとサルメテロールの2つだけと書かれています[13]（図12）．今回の症例のように，降圧薬のアムロジピンは禁忌ではなく慎重投与になっています．こちらは血圧をモニタリングしながら用量を調節することで併用が可能です．また，スタチンもよく処方される薬ですが，そのほとんどで一時中止しても問題ないでしょう．このような工夫をすることでニルマトレルビル/リトナビルを処方することができるケースは増えると思います．頻用薬以外では，例えばアミオダロンやリファンピシンは併用が難しく，中止したとしても薬の半減期から考えてしばらく相互作用が残ってしまうため，現実的に投与できないケースはあります．したがって，すべてのケースをニルマトレルビル/リトナビルで治

Nirmatrelvir/Ritonavir Renal Dosing Guide:

Estimated Glomerular Filtration Rate (eGFR)*	Nirmatrelvir Dose	Ritonavir Dose
> 60 mL/min	300 mg every 12 hours x 5 days	100 mg every 12 hours x 5 days
≥ 30 to < 60 mL/min	150 mg every 12 hours x 5 days	100 mg every 12 hours x 5 days
< 30 mL/min	Nirmatrelvir/ritonavir not recommended	
* eGFR calculated by CKD-EPI Creatinine Equation (eGFR Calculator | National Kidney Foundation)		

採血での腎機能の確認は必ずしも必要としない

図13 ニルマトレルビル/リトナビル　IDSAにおける腎機能による調節[13]

　療することは不可能です．しかし，まず第1にこの薬を使うことを考えるという順番が重要ということを理解してください．実際に処方する段階では，こうした併用薬の確認において薬剤師との連携が非常に重要です．

　腎機能について，IDSA ガイドラインによると，外来での腎機能の確認は必ずしも必要ではないとしていますが[13]（図13），本邦の外来の習慣からは確認を行うことが一般的だと思います．eGFR が 60 mL/分以上であれば標準投与，30 ～ 60 mL/分では減量して投与，30 mL/分未満の場合はデータがないため推奨されていません．腎機能低下のケースにも処方がしにくい薬だということです．

　以上の 2 点がニルマトレルビル / リトナビルの使用における注意点です．いずれにしても軽症者の治療薬として現時点では最も推奨されるものですので，ポイントを押さえて，治療に活かしていただきたいと思います．

　以上で症例①についての解説を終わります．

■ 症例②: 末期腎不全で維持血液透析通院中の 82 歳女性

片山 埼玉医科大学総合医療センター総合診療内科の片山理智です. 岡先生の
もとで感染症, 総合診療について学んでおります. 症例②を報告いたし
ます.

　この症例は 82 歳の女性です. 主訴は発熱, 受診の 4 日前から咽頭痛
と咳嗽を自覚され, 受診当日から発熱したため外来を受診し, この時に
抗原検査陽性で COVID-19 と診断されています. 既往は高血圧, 脂質
異常症, 進行した慢性腎臓病で維持血液透析を通院治療中の患者です.
内服薬は図 14 のとおり複数あり, 喫煙歴はありませんがワクチン未接
種でした.

岡 この方はワクチンを 1 回も打っていませんでしたね. 非常に残念でした.
さてこの症例の診断はどうでしょうか.

片山 症状として咽頭痛, 咳嗽, 発熱と上気道炎を疑う所見がそろっていて,
受診時期の 2022 年 8 月は感染流行下であったことからも, 抗原検査の
陽性は真のものであり, 診断は COVID-19 で問題ないと思います.

【主　訴】発熱

【現病歴】2022年8月X－4日から咽頭痛, 咳嗽があった.
　　　　　X日に発熱したため外来を受診し, 抗原陽性で
　　　　　COVID-19と診断された.

【既往歴】高血圧, 脂質異常症,
　　　　　末期腎不全で維持血液透析通院中

【薬剤歴】ドネペジル, アトルバスタチン, ビソプロロール,
　　　　　モサプリド, モンテルカスト,
　　　　　フェキソフェナジン

【生活歴】喫煙なし, COVID-19ワクチン未接種

図14 症例②82歳女性

岡 今は流行状況から考えて，抗原・PCR 検査が陽性の場合には，診断確定でよい場合が多いですが，少し前の感染でも PCR 検査は陽性が持続することも多く，抗原検査は稀に偽陽性が起こりえますので，臨床像が矛盾しないか，症例①のように曝露歴の有無などの確認が重要であり，通常の診療と同じく病歴の聴取を怠ってはいけません．

　この症例は上気道炎症状があり，抗原検査陽性ということで診断は COVID-19 で間違いなさそうですね．このケースは，インフルエンザの同時感染の可能性を考慮して，インフルエンザの検査も行った方がよいと思いますか．

片山 インフルエンザについても流行状況次第で考慮が必要になると思いますが，この 8 月時点では特に考えていませんでした．

岡 そうですね，やはり流行状況次第です．年末年始からインフルエンザの患者が増えてくる状況であれば，この症例のような高齢者で重症化リスクの高い人には基本的にインフルエンザの同時検査も行った方がよいかもしれません．インフルエンザの検査が陽性だった場合に加え，検査ができない場合や検査が陰性でも疑いが相当強い場合，対応はどうなりますか．

片山 そういった場合はエンピリックに治療する検討をしてもよいと思います．

岡 タミフル®（オセルタミビル）を代表とする抗インフルエンザ薬もメリハリを付けた処方を考えた方がよいです．基本的に，重症化リスクのない人たちに対しては必ずしも出さなければいけない薬ではありません．しかし入院を必要とするようなケースでは，逆に 72 時間を超えていても処方した方がよいと考えられる場合もあります．

　今回の症例はインフルエンザについては時期的にも考えにくく，COVID-19 単独の感染で問題ないですが，重症度についてはいかがでしょうか．

片山 入院時のバイタルサイン・身体所見については SpO_2 の低下もなく，特記すべき異常はありませんでした（図 15）．血液検査では透析患者とのことで腎機能障害がありました．そのほか，炎症反応の軽度上昇を認めました．外来で胸部 X 線撮影も行いましたが明らかな肺炎像も認めませんでした．

　この時点での重症度は軽症でよいと思います．一方で，高血圧，透析

【バイタルサイン・身体所見】
　SpO₂：97 %（室内気），特記すべき異常なし

【血液検査】

生化学		血算	
AST	19 U/L	WBC	8,500 /μL ↑
ALT	8 U/L	HGB	11.4 g/dL ↓
LDH	277 U/L ↑	PLT	22.4万 /μL
Cr	7.11 mg/dL ↑		
BUN	34 mg/dL ↑		
Na	136 mmol/L ↓		
K	3.8 mmol/L		
CRP	5.03 mg/dL ↑		

【胸部X線写真】

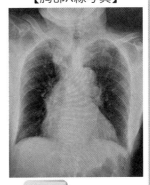

図15 症例②の入院時の所見

　患者，ワクチン未接種で高齢者ということで重症化リスクについてはかなり高いと考えられます．

岡　では治療はどうしましょう．治療薬は使うべきでしょうか．

片山　重症化リスクが高いため，処方したいところです．岡先生の解説にあったように，まずニルマトレルビル/リトナビルを検討しますが，透析患者ということで使うことができません．第2候補薬であるレムデシビルが適切かと考えました．

岡　レムデシビルの点滴は透析中の患者に使用可能でしょうか．

片山　投与方法についてはいくつか議論があると思いますが，投与は可能ではないかとも今では考えられています．

岡　日本の診療の手引き[1] の中でここは一番参考になるところだと思いますが，腎不全では蓄積する点滴薬の添加物であるシクロデキストリンの問題があり，最初の頃は投与が禁忌になっていました．しかし，それは有害となりうるほどの量ではなく，他に内服薬の候補がない場合は使用の検討をしてもよいのではないかという考えに変わりつつあります．無治療になってしまうとかなり重症化リスクが高いので，何かしら投薬は必

要です．レムデシビル以外にモルヌピラビルも使うことができますが，有効性が劣るため心もとなさが残ります．このケースは重症化リスクの高さから入院となりましたので，点滴治療を行いました．その後の経過はいかがでしょうか．

片山 経過としては軽症のまま無事に回復し，そのまま退院となりました．

岡 退院はどのような基準で判断しますか．

片山 発症から 10 日かつ症状消失から 72 時間以上経過です．

岡 そうですね．この症例は抗菌薬は必要でしたか．

片山 いえ，COVID-19 で矛盾なく診断がついているため，抗菌薬については適応なしと考えました．

岡 一般的に，軽症者に対しての抗菌薬の必要性は低いです．ただし，ワクチン接種者においては細菌感染症による肺炎の合併も稀ではなくなってきています．

今回の方は，ワクチン未接種ですので，ARDS や初期の頃と同様に発症 5 〜 10 日後にウイルス性の重症肺炎を起こしてくることの方が怖いケースでした．基本的には抗菌薬なしで様子をみるということで問題ないです．

とにもかくにも，特に重症化リスクの高い人にはできる限りワクチンを接種してほしいですね．腎不全の既往があると選択できる薬剤が限られてしまいますので，透析患者には積極的にワクチン接種をしていただきたいと思います．

以上が症例②です．片山先生ありがとうございました．

○ レムデシビルと抗体療法について

ここから治療について詳しく解説していきます．今回の症例のように重症化リスクの高い患者では，NIH の Treatment guideline にある通り，診断後にまず十分な対症療法を行います（図 16）．それに加えて，最も推奨される治療薬はニルマトレルビル / リトナビルとされています[14]．ただしそれが使えない高度の腎機能障害の患者ではセカンドチョイスの薬を選ばざるを得ません．それがレムデシビルです．ところがレムデシビルは添加物の問題で最初の頃は，高度腎機能障害や透析患者へ

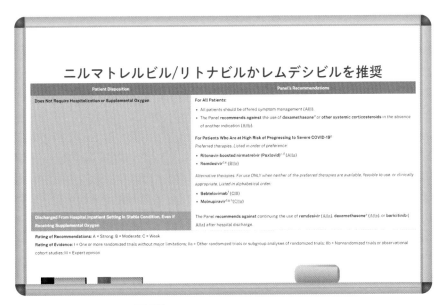

図16 NIH Treatment guideline

の使用は難しいとされていました．そうしたケースではモルヌピラビル
を使う検討をすることになっていました．なおこのガイドラインに書か
れている bebtelovimab は日本では使えない薬です．一方で日本には複
数の抗体療法薬があります．ニルマトレルビル / リトナビルが使えない
ケースでは，こちらも点滴ですが抗体療法も可能です．

　では抗体療法も選択肢になるのではないかと思いますが，ここで問題
になるのが薬剤への耐性です．

　前述のとおり，直接比較ではありませんが，ニルマトレルビル / リト
ナビルの有効性[3] とレムデシビル[5] の有効性は遜色ないと考えられます
（図17）．

　レムデシビルも，ワクチン未接種の軽症者を対象に 87％の有効性が
示されています[5]（図18）．レムデシビルは重症化リスクがある軽症者
への早期 3 日間投与で 87％の入院イベントや死亡を減らすことが示さ
れています．なお中等症以上の方には 5 日間以上投与することになって
います．問題は，1 日 1 回投与とはいえ点滴ルートを確保しなければい
けません．また，薬価が非常に高いことも問題です．

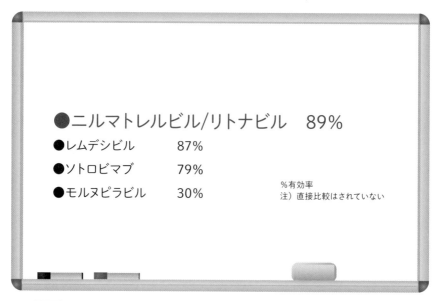

図17 STEP 2: まずは，ニルマトレルビル/リトナビルを検討する[3,5-7]

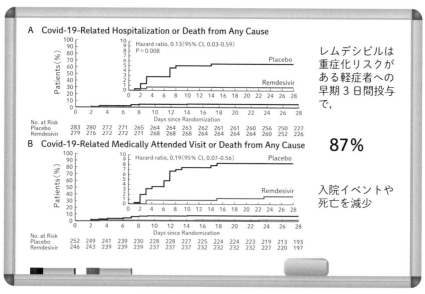

図18 重症化リスクがある軽症者へのレムデシビル[5]

（腎機能障害のある患者への投与）

添加物スルホブチルエーテル β - シクロデキストリンナトリウムによる尿細管障害のリスクがあり，重度の腎機能障害がある患者には投与は推奨されないが，治療の有益性が上回ると判断される場合には投与できる．日本透析医会・日本透析医学会・日本腎臓学会によると，これまでに透析患者の少なくとも 524 名にレムデシビルが投与されている（2022 年 2 月 17 日時点）．

透析患者におけるレムデシビルの有効性のエビデンスは限られているが，忍容性は一般に高いと考えられる．健常成人に比して，半減期は約 2 倍，初回投与後最高血中濃度は約 3 倍（その代謝産物 GS-441524 は 6 倍）になる．なお，血液透析により GS-441524 の血中濃度は約 50%にまで低下する．ローディングを行わず，100 mgを透析 4 時間前に投与，最大6回まで，などの投与法が報告されている．

わが国における 1，010 人の透析患者のデータを用いた多変量解析により，レムデシビル投与が死亡リスク低下（HR:0.60，95 %CI 0.37〜0.98，P=0.041）に寄与していることが，日本透析医会・日本透析医学会・日本腎臓学会から報告されている．

また，腎障害を有する患者におけるレムデシビル活性代謝物の血中濃度が測定され，母集団薬物動態解析モデルが構築された．腎機能に応じた投与量設計が提案されている．

〈参考〉Sukeishi A, et al. Population pharmacokinetic modeling of GS-441524, active metabolite of remdesivir, in Japanese COVID-19 patients with renal dysfunction. CPT Pharmacometrics Syst Pharmacol 2021.

図19 腎機能障害のある患者への投与[1]

　さらに，症例報告の中でも軽く触れましたが腎機能障害のある患者への投与も注意が必要です．図 19 は実際の COVID-19 診療の手引き[1]からの引用です．添加物のスルホブチルエーテル β - シクロデキストリンナトリウムが問題になるかもしれないものの，含まれる量は有害となるほどではないため，実際には投与ができるのではないかということが書かれています．明確な投与量はまだはっきりしないのですが，他に選択肢がない場合には医師のしっかりした管理の下，患者の同意を得たうえでレムデシビルの点滴投与を行っています．診療の手引きにこれについて明記されているのは，現場としては使う根拠となるので非常にありがたいと思っています．

　次に，同じ点滴薬として抗体療法について解説します．抗体療法は，腎機能が低下していても確かに使うことができます．しかし問題は現在のオミクロン株ではすでに耐性化して有効性が下がってしまっていることです．当初，モノクローナル抗体として，カシリビマブ／イムデビマブ（ロナプリーブ®）という 2 つの薬剤が混ざったカクテル療法というものが，700 人規模の臨床試験で 70 %以上の入院・死亡リスクを減ら

緊急使用承認の根拠になったフェーズⅢ試験（二重盲検）

・18 歳以上の重症化因子を 1 つ以上有する COVID-19 患者 4,057人
 － 発症 7 日以内，確定診断 3 日以内

	600 mg カシリビマブ / 600 mg イムデビマブ （静脈内）	プラセボ	1,200 mg カシリビマブ / 1,200 mg イムデビマブ （静脈内）	プラセボ
n	736人	748人	1,355人	1,341人
COVID-19 関連の入院 または全死亡	7(1.0%)	24(3.2%)	18(1.3%)	62(4.6%)
相対リスク減少	70%(p=0.0024)		71%(p<0.0001)	
29日目までの 死亡	1(0.14%)	1(0.13%)	1(0.007%)	3(0.22%)

(Weinreich DM, et al. N Engl J Med. 2021; 385; e81)[25]

図20 カシリビマブ/イムデビマブ（ロナプリーブ®）[15]

すことが示されていました[15]（図 20）．ただしこの対象になっているのは現在の変異株ではありません．現在のオミクロン株 BA.5 などは免疫に対する逃避が指摘されており，抗体療法の効果が下がるのではないかと試験管内データより推定されています．

ソトロビマブ（ゼビュディ®）も同様に 500 人規模のランダム化比較試験で入院イベント・死亡を 79％減らすことが示されています[7]（図 21）．

しかし，こちらもやはり BA.2 以降は，あくまで in vitro の考察になりますが厳しいのではないかと指摘されています．図 22 のとおり，さまざまな変異株がこれまでに報告されていて，現在は BQ1.1 というものが恐れられている状況ですが，抗体の結合部位になるウイルスのレセプター部分が変異するため，抗体療法の成績は下がってきます[8,16]．デルタ株の頃まではカシリビマブ / イムデビマブも効果が保てていたのですが，オミクロン株には効果がないかもしれないです．

また，オミクロン株も初期の頃はソトロビマブが大丈夫そうだったのですが，BA.2 になり，試験管内の試験の結果，活性が落ちていること

COMET-ICE（フェーズⅡ/Ⅲ試験, 二重盲検）

・18 歳以上の重症化因子を 1 つ以上有する COVID-19 患者 1,057人
　－発症 5日以内

	500 mg ソトロビマブ （静脈内 30 分以上）	プラセボ
n	528人	529人
29日以内の COVID-19 関連の入院 または全死亡	6(1%)	30(6%)
相対リスク減少	79%(p<0.001)	
29日目までの死亡	0	1(0.002%)

図 21 ソトロビマブ（ゼビュディ®）のCOMET-ICE[7]

両抗体治療薬とも変異ウイルスにも効果あり

PANGO 系統	主な変異	感受性低下
B.1.1.7（英国由来）	N501Y	2 倍以上の感受性低下なし
B.1.351（南アフリカ由来）	K417N, E484K, N501Y	2 倍以上の感受性低下なし
P.1（ブラジル由来）	K417T+E484K	2 倍以上の感受性低下なし
B.1.427/B.1.429 （カルフォルニア由来）	L452R	2 倍以上の感受性低下なし
B.1.526(ニューヨーク由来)	E484K	2 倍以上の感受性低下なし
B.1.617.1/B.1.617.3（インド由来）	L452R+E484Q	2 倍以上の感受性低下なし
B.1.617.2（インド由来）	L452R+K478T	2 倍以上の感受性低下なし

ロナプリーブ® はオミクロン株には効果がないかもしれないがゼヴュディ®は OK

図 22 変異ウイルスに対する効果[8,16]

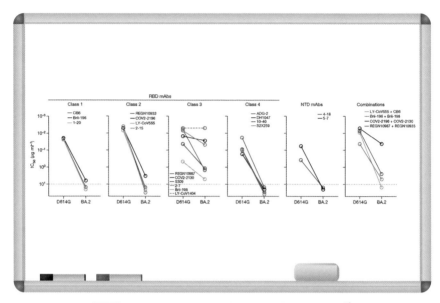

図23 BA.2　ソトロビマブの効果が低下と推定[9]

が明らかになりました[9]（図23）．一方で，一部海外からの報告では，実際には効果が期待できるのではないかという報告も出ています[17]．それでも現在は，あえてこの抗体療法を積極的に選ぶ理由がなくなっています．それは，前述のとおりニルマトレルビル / リトナビルやレムデシビルを使うことが可能になっているからです．したがって，抗体療法を検討するのはこれらの優先度の高い薬剤が使えない場合に，選択的に使うかもしれないということになりますが，すでに NIH ガイドラインからは外れています．

　抗体薬はもう 1 つ，最近使えるようになったものがあります．チキサゲビマブ / シルガビマブ（エバシェルド®）という薬剤は，ワクチンを接種できない人，ワクチンの効果が得られない人の曝露前予防として承認されています（図24）．ところがこれも，これから感染者が増えると思われる BQ1.1 に対しては試験管内で耐性を確認されています[18, 19]．米国ではこれに加えて，bebtelovimab という一番新しい抗体薬が承認されていますが，それすらも BQ1.1 は試験管内での活性を失っているといわれています[20]．抗体療法は変異株に対して耐性化が現れるのが早

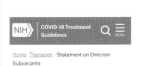

新規抗体薬　Bebtelovimab,
チキサゲビマブ＋シルガビマブ
（エバシェルド®）に耐性!?

NIHは曝露前予防のエバシェルド®は
推奨のままだが,
Bebtelovimabの推奨度を引き下げた

図 24 BQ1.1[20]

いという問題があるのです．ただし，米国では現在，bebtelovimab や
エバシェルド® 以上の新しい薬がまだ承認されていない状況のため，
NIH の推奨において曝露前予防のためのエバシェルド® に関する推奨
は維持されています．今後どうなっていくのかは注視していきたいと思
います．例えば今回の症例のようにワクチンを打っていない患者で，し
かも透析中の重症化リスクの高いような方では，曝露前予防（注：
2023 年 1 月についに外されました）としてエバシェルド® を投与して
おいてもよかったかもしれないと考えられます．しかし，BQ1.1 が今
後流行してきた時にはそういった使い方も期待できなくなるということ
です．やはり，重症化リスクのある方には禁忌がない限り，できるだけ
ワクチン接種をしていただきたいと思います．特にオミクロン株対応ワ
クチンであれば，BQ1.1 であっても中和抗体は上がり，予防効果が期
待できることが示されています．こうした患者のワクチン接種歴がない
のは，医療現場としてはヒヤリとさせられます．抗体療法は効果が低下
している問題もあるため，まずは何よりワクチン接種をしっかりしてい
ただき重症化する可能性を減らすことが重要だと思います．

■ 症例③：2カ月前に腎移植を行ったワクチン接種済みの 50 歳代男性

長谷川 埼玉医科大学総合医療センター総合診療内科の長谷川哲平です．今年初期研修を修了して入局し，岡先生のもとで日々総合診療と感染症について学んでおります．

岡 症例③の報告よろしくお願いします．

長谷川 今回の症例は 50 歳代男性です（図 25）．多発性嚢胞腎を基礎疾患に持ち，20 年前に血液透析導入となっており，来院 2 カ月前に腎移植を行っています．術後経過は特に問題ありませんでしたが，受診前日に発熱し，当院受診となりました．PCR 検査で陽性となったため COVID-19 と診断されました．既往歴は多発性嚢胞腎以外に高血圧，6 年前に左腎細胞がんの摘出を行っています．薬歴は多数あり，免疫抑制薬やステロイドも内服しています．ワクチンは 3 回接種済みで，3 回目を受診 3 カ月前に接種していました．

岡 この症例は難しいですね．腎移植患者です．まず診断はどうですか．

長谷川 症状は発熱のみですが，流行状況的に PCR 検査で陽性であることから

【現病歴】多発性嚢胞腎を基礎疾患に持ち，
　　　　20XX－20年に血液透析導入となった．その後は外来で維持透析を行っていた
　　　　20XX年Y－2月に腎移植のレシピエントに選出されたため腎移植を行った
　　　　術後経過は問題なかったが，Y月に発熱をきたし，当院受診した
　　　　新型コロナウイルスPCR検査陽性となったため，COVID-19 と診断

【既往歴】高血圧，左腎細胞がん(20XX－6年に摘出)

【内服歴】プレドニン錠 5 mg 1回1錠 1日2回，
　　　　バイアスピリン錠 100 mg 1回1錠 1日1回，
　　　　バクトラミン配合錠 1回1錠 1日2回
　　　　ミコフェノール酸モフェチルカプセル 1回3Cp 1日2回
　　　　タクロリムスカプセル 1回7Cp 1日2回，
　　　　ニフェジピンCR錠 20 mg 1回2錠 1日2回

【COVID-19ワクチン】3回接種済（3回目：20XX年Y－3月）

図25 症例③50歳代男性

【来院時バイタルサイン】体温：37.1℃，脈拍：77/分，血圧：157/83 mmHg，
　　　　　　　　　　　SpO$_2$：99%（室内気）
【来院時身体所見】特記事項なし
【血液検査】　　　　　　　　　　　　　　　　　　　　　　　　【胸部X線検査】
　　　　　　血液所見　　　　　　　　　血液生化学所見　　　　　異常所見なし

血液所見		血液生化学所見	
WBC	6,100 /μL	TP	6.5 g/dL
RBC	316万 /μL ↓	ALB	3.9 g/dL ↓
Hb	10.3 g/dL ↓	AST	19 U/L
PLT	16万 /μL	ALT	16 U/L
		LDH	235 U/L ↑
APTT	29.1 秒	ALP	77 U/L
PT%	102 %以上	γ-GTP	35 U/L
PT-INR	0.99	Cr	2.28 mg/dL ↑
FIB	291 mg/mL	BUN	32 mg/dL ↑
血中FDP	6.80 μg/mL ↓	Na	140 mEq/L
D-dimer	2.48 μg/mL ↑	Cl	110 mEq/L ↑
		K	4.4 mEq/L
		CRP	0.04 mg/dL

図26 症例③の来院時所見

COVID-19 の診断で間違いないと思います．

岡　発熱してから検査はどのタイミングでしたか．

長谷川　来院前日に発熱のため，発症から 1 日目の検査となります．

岡　明らかに最近 COVID-19 に感染していたという既往もないのであれば，確定診断でよいでしょう．この症例は移植後患者で免疫抑制薬を投与されていますが，ワクチンを 3 回接種していても，モノクローナル抗体の曝露前予防使用の適応はあるのでしょうか．

長谷川　この方のケースは BA.5 流行時期であり，モノクローナル抗体の有効性が示せないという報告があるため[8,9,16]，もはや使えても適応にはならないのではないかと考えました．

岡　エバシェルド® はまだこの症例の時にはなかったのですね．今であれば場合によってはエバシェルド® の使用を検討してもよいかもしれません．それでもどれだけ防げるかわからないです．
　　ではこの症例の重症度はどうですか．

長谷川　来院時のバイタルサインは，体温 37.1℃，SpO$_2$ は室内気で 99％で問題ありません．身体所見についても特記すべきことはありませんでした

（図 26）．血液検査に関しては，ヘモグロビン値 10.3 g/dL とやや貧血を認めます．凝固についても，透析患者であることを考慮しても D-dimer が上昇していました．血液生化学所見では腎機能低下以外は特記事項はありません．血液検査に関しては，COVID-19 感染前後で大きな変動はありませんでした．来院時に胸部 X 線検査も行いましたが，異常所見はありませんでした．画像検査で肺炎像もなく，酸素の低下もないため，重症度としては軽症になります．

岡 重症化リスクはどうでしょうか．

長谷川 もともとの高血圧，移植後の免疫抑制薬投与中ということで重症化リスクは高いと考えられます．重症化予防のために治療薬適応になる症例だと思います．

岡 発症して間もないケースですが，何を投与すればよいでしょうか．

長谷川 この方の場合，高度腎機能障害があるためニルマトレルビル / リトナビルは使えないと思います．レムデシビルは，透析患者のデータはありますが[21, 22]，透析から離脱後の高度腎機能障害患者における安全性に関する十分なデータがなかったため，この時はレムデシビルの投与はしませんでした．残された選択肢として，腎機能障害があっても投与できるモルヌピラビルがあります．この時点で使えるモノクローナル抗体は，BA.5 感染に対する有効性を示すエビデンスがないため，適応とならないと思いました．

岡 最近はモノクローナル抗体はもしかしたら BA.5 でも有効かもしれないというデータも出てきているため[17]，他に使える薬がなく，免疫抑制薬投与中のワクチン効果が得られにくいケースということであればソトロビマブの選択も理論上はありだと思います．ただ，実際どの程度の効果が得られるか微妙なところなので消去法的に，劣るとはいえ効果が確実に期待できるモルヌピラビルを使うことになるでしょう．ではモルヌピラビルを処方する際の注意点はどういったことがありますか．

長谷川 今回，軽症の発症早期ではありますがワクチン 3 回接種済みということで，どれだけ有効性があるか検証されたデータがないことが懸念としてあります．

岡 エビデンスのある対象はワクチン未接種者であるため，3 回接種者ではわからないですね．ただし重症化リスクが高いため，何も投与しないよ

りはよいかもしれません．また，症状を短縮させる効果はあるでしょう．他の注意点としてモルヌピラビルには催奇形性の問題があります．海外ではけっこう厳しく，男性であっても一定期間の避妊が推奨されています[23]．日本ではそこまで強い警告にはなっていませんが，もし患者が女性の場合は特に確認が必要です．

今回のケースでは，効果について異論があるかもしれませんが，モルヌピラビルを処方しました．抗菌薬は要りますか．

長谷川 発熱以外の明らかな症状もなく感染症フォーカスもありません．

岡 COVID-19で説明がつき，細菌性肺炎の合併をしている所見も認めていません．抗菌薬を投与しないのは妥当です．

長谷川 経過ですが，モルヌピラビルを5日間投与し重症化することなく無事に回復しました．

岡 ひと安心という結果でしたね．長谷川先生ありがとうございました．

モルヌピラビルとエンシトレルビルについて

ここからはモルヌピラビルと新薬のエンシトレルビルについて解説したいと思います．

本症例ではモルヌピラビルを選択しましたが，実際にモルヌピラビルを投与することは多くありません．大抵はニルマトレルビル/リトナビル（パキロビッド®），それが使えない場合はレムデシビル（ラゲブリオ®）を使うことが多いです（図27）．

一方で，悪化してしまい入院のために紹介されてきた患者をみると，割とそれまで処方されているのがモルヌピラビルであることが多いです．街中ではモルヌピラビルの処方が多いのではないかと思います．症例①から一貫して述べているとおり，可能である限りニルマトレルビル/リトナビルを処方することがNIHなどの各種ガイドラインでは推奨されています．しかし図28に書かれているように，備蓄されている薬剤確保量に対してパキロビッド®の処方量が非常に少ないのが現状です[24]．本邦で現在最も使われている薬はラゲブリオ®です．

図29はモルヌピラビルの有効性を示した最初のランダム化比較試験です[6]．ワクチン未接種の軽症者に対して入院・死亡リスクを減らす効

□抗ウイルス薬　内服3つ
　✓ニルマトレルビル/リトナビル
　✓モルヌピラビル
　✓エンシトレルビル

□抗ウイルス薬　点滴1つ
　✓レムデシビル

□モノクローナル抗体薬　点滴2つ
　✓カシリビマブ/イムデビマブ
　✓ソトロビマブ

図27 軽症者用の治療薬

経口治療薬（確保量）	パキロビッド®	ラゲブリオ®
製薬会社	米ファイザー	米メルク
投与実績（注	44,276	619,621
取扱医療機関・薬局数	18,287	59,402
特長と注意点	9割のリスク低減効果. 同時に使用できない薬剤が約40種類あり，併用に注意が必要な薬剤も多い	入院・死亡リスクを3割低減. 妊婦に使用できない

注）表はラゲブリオが一般流通前の9月15日時点のデータを比較した

図28 わが国ではパキロビッドはあまり使用されていない

JCOPY 498-02144

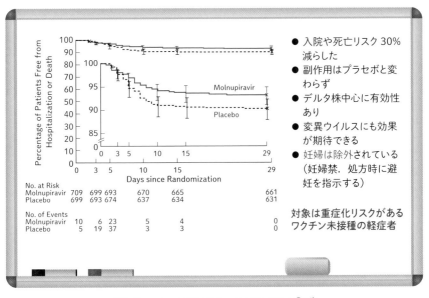

図29 モルヌピラビル（ラゲブリオ®)[6)]

果はあるものの，30％と他剤に比べてその効果は劣ります．副作用は
プラセボと差異ありませんが，催奇形性の問題があり妊婦は除外されて
います．また，妊娠の可能性があれば処方の前に必ず検査が必要で，避
妊に関しても海外では男女ともにしばらくの期間の避妊が推奨されてい
ます．つまり，有効性の低さと催奇形性の問題からファーストチョイス
にはしにくい薬です．

　ただ，Lancet掲載のリアルワールドデータをみると，ニルマトレル
ビル/リトナビルの方が有効性が高いものの，BA.2に対する効果とし
てはモルヌピラビルも意外と大きな差はないようです[25)]（図30).

　ただし，他の研究ではワクチン3回接種済みの人では，オミクロン株
流行期においてモルヌピラビルは症状の改善は早くすることができるが，
入院・死亡リスクを減らさないのではないかという残念な結果が出てい
ます（図31)．観察研究が1つ[26)]，未査読ですがRCTが1つ出てきて
います[27)]．これまでの報告を検証すると，モルヌピラビルはやはり他剤
よりも有効性は低いと考えられます．特に，ワクチン自体が重症化を予
防する効果が非常に高いのでワクチン接種済みの人に対する重症化をさ

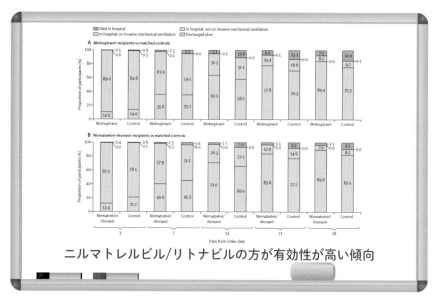

ニルマトレルビル/リトナビルの方が有効性が高い傾向

図30 リアルワールドでのデータ：観察研究はほとんどワクチン未接種の集団[25]

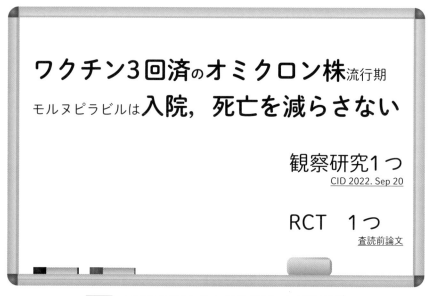

ワクチン3回済のオミクロン株流行期
モルヌピラビルは入院，死亡を減らさない

観察研究1つ
CID 2022. Sep 20

RCT 1つ
査読前論文

図31 モルヌピラビルは有効性が低い可能性[26,27]

JCOPY 498-02144

らに防ぐ有効性は相当低いのではないかと思います.

　今回のケースはワクチン3回接種済みということで，おそらく薬剤を何も使わなくてもアウトカムがあまり変わらなかった可能性があります.ただし，移植後で免疫抑制薬投与中であったことを考えると，ワクチンの予防効果が期待通りはたらかない恐れもあるため，何らかの薬剤を使うのは間違いではないでしょう.いずれにしても，今後はワクチン接種済みの人に対してこの薬がそれだけ必要なのかは検証していかないといけないと思います.

　さて最近，エンシトレルビル（ゾコーバ®）という国産の新薬が承認されました.今までの薬はワクチン未接種の重症化リスクのある人に限定して研究されていましたが，この薬はそれ以外のワクチン接種済みの人も対象に含めて研究されており，その点は効果を証明するのに，他剤よりやや不利な状況であるといえます.事実として，この薬は承認されたものの，他剤と比較して入院・死亡リスクを減らす，重症化を防ぐ効果は十分に証明されていないのです[28) 注].もしかすると他剤と同様のポテンシャルはあるのかもしれませんが，そこへのエビデンスデータがないのは事実のため，重症化リスクのある人に対してエンシトレルビルを優先的に使うということは今のところありえないと思います.また，ニルマトレルビル/リトナビルを選択できないケースでは，エンシトレルビルは同じような薬剤相互作用があるため，やはり使うことができないケースがほとんどです.

　何よりも，現時点で証明されている効果は，わずかに臨床症状の回復を早めるということと，ウイルスの消失が早くなるという結果は出ていますが（図32），症状発現前から感染力のある感染症に対して服薬を普及させることで感染抑制につながるのかもまだ不透明ですし，処方乱発による薬剤耐性や催奇形性の問題，なにより他剤と同じく，おそらく高価なコストを考えた時に，処方するには今のところあまりにデメリットも大きい薬だと思います.これからこの薬が本当に入院・死亡リスクを減らす効果が証明される，あるいは後遺症[注]を発症する頻度を下げる

注）後遺症に有効かもしれないとメーカーより報告されましたが，論文化されていないのでまだ確実とはいえず，正確な判断には後遺症に対するRCTが必要です.

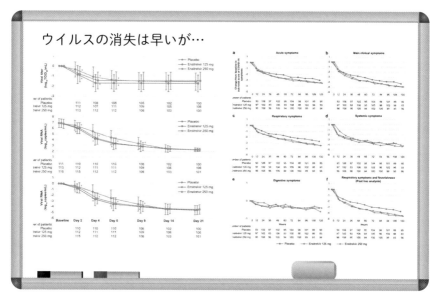

図 32 国産の新薬はどうか?? [28)]

　というような，もっと処方するメリットと意味のある効果を示すエビデンスが証明されない限り，世の中で「ゲームチェンジャー」ともてはやされるような使い方は現時点ではできないのではないでしょうか.

　私が危惧しているのは，この薬が患者の安心感のために広く処方され，結果的に潜在的な副作用を増やし，医療経済的な負担をかけることです．また，医療現場に，この薬の処方を求める患者が出てくると，その対処にかえって疲弊することもありえます．全員に処方を目指して開発されている薬なのに，全員に対して処方する必要は全くない状況であるということを改めてお伝えしたいと思います．以上で症例③を終わります．

■ 症例④：診断 9 日後に食事摂取困難となった 42 歳男性

片山 症例④は 42 歳男性です（図 33）．食事摂取困難が主訴です．入院 9 日前から発熱があり，PCR 検査で陽性にて COVID-19 と診断されています．入院 3 日前から 40℃を超える発熱と頭痛の増悪，水様便の出現があります．食事がとれなくなり，県庁を介した要請で入院となりました．既往はパニック障害のみで，これに対して内服している薬剤がありました．喫煙歴がありますが，ワクチンは 3 回接種済みの方です．

岡 この方の診断は COVID-19 でよいでしょうか．

片山 頭痛も水様便も，COVID-19 で起こってもおかしくないですが，発症 9 日目で増悪してくるというのは違和感があります．

岡 増悪のタイミングが発症何日目なのかということは，ワクチン普及とオミクロン株流行の前と後で分けていく必要がありますね．以前はこういった発症から 7 〜 10 日ほど時間が経って増悪するパターンは多かったです．しかし最近の臨床像はそういったものは少なく，今回のケースも増悪するにはちょっと遅いですね．本当に原因は COVID-19 による重

【主　訴】食事摂取困難
【現病歴】2022年9月X-9日に発熱し，PCR検査でCOVID-19と
診断された
X-3日前から40℃を超える発熱があり，頭痛が増悪，
水様便も出現した
食事が摂れなくなり，X日に県庁を介した要請で当院へ
入院した
【既往歴】パニック障害
【薬剤歴】セルトラリン，エスシタロプラム，アリピプラゾール
【生活歴】喫煙1日10本×20年間
【ワクチン接種歴】COVID-19ワクチンは3回接種（最終6カ月前）

図33 症例④42歳男性

【バイタルサイン】意識 清明
　　　　　　　　体温 36.6 ℃, 血圧 99/51 mmHg,
　　　　　　　　心拍数 89/分, 呼吸数 16/分,
　　　　　　　　SpO_2 98 %（室内気）

【身体所見】
　＜頭頸部＞髄膜刺激徴候なし
　＜胸　部＞正常肺胞呼吸音, 左胸部に湿性ラ音を聴取
　　　　　　心音整, 心雑音なし
　＜腹　部＞腹部平坦, 軟, 圧痛自発痛なし
　＜全　身＞皮疹なし

図34 症例④の入院時現症

症化でよいのかどうか考える必要がありそうです.

片山　入院時現症は, バイタルサインは特記すべきことはありません（図34）. 血圧がやや低いですがもともと低めの方です. 酸素の低下もありませんでした. 身体所見については左胸部にのみ湿性ラ音を聴取しており, そのほかは問題ありません.

　血液検査に関しては, 肝機能障害, 腎機能障害, 電解質異常が目立つという点と, 炎症反応がかなり高くなっていることがわかりました（図35）. SpO_2 は悪化していませんでしたが, X線で片側の陰影を疑ったものの, はっきりしたものではなかったので, 肺炎があるかを確認するために胸部CT撮影も行いました.

　画像をみてみますと左上葉に浸潤影を認めました（図36）.

岡　どうでしょうか, これはコロナですか.

片山　まず臨床像としては, オミクロン株にしては症状悪化のタイミングが遅すぎる点が気になります. 血液検査の結果も, COVID-19単独のウイルス性肺炎にしては炎症反応が高すぎること, 一方で臓器障害がかなり目立つ症例だと思います. また, 画像検査も典型的な両側のすりガラス

生化学		
CK	118 U/L	
AST	215 U/L	↑
ALT	310 U/L	↑
LDH	533 U/L	↑
ALP	183 U/L	↑
γ-GTP	144 U/L	↑
Cr	1.60 mg/dL	↑
BUN	28 mg/dL	↑
HbA1c	5.9 %	
Na	133 mmol/L	↓
Cl	98 mmol/L	↓
K	3.2 mmol/L	↓
補正Ca	9.2 mmol/L	
IP	4.4 mg/dL	
T-bil	1.2 mg/dL	
CRP	18.42 mg/dL	↑

凝固		
APTT	33.1 sec	
PT-INR	1.10	
D-dimer	3.61 μg/mL	↑

血算		
WBC	14,600 /μL	↑
NEUT	82.6 %	↑
LYMP	7.8 %	↓
MONO	8.8 %	
EOSI	0.3 %	↓
BASO	0.5 %	
RBC	450万 /μL	
HGB	13.3 g/dL	↓
HCT	38.2 %	↓
PLT	25万 /μL	

図35 症例④の検査所見

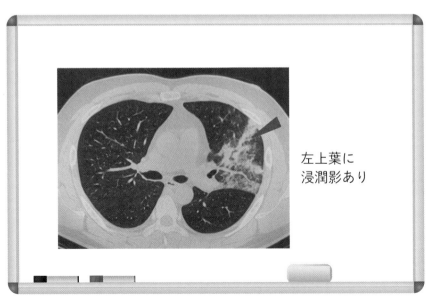

左上葉に
浸潤影あり

図36 症例④の胸部単純CT画像

影ではなく，片側の浸潤影ということで COVID-19 によるウイルス性肺炎とは考えにくいと思いました．

岡　ワクチン普及やオミクロン株が流行するより前のデルタ株時代であれば，発症してから 5 〜 10 日経ってから呼吸状態が悪化することが多かったわけです．また，画像を撮ると典型的には両側の胸膜直下中心に多発したびまん性のすりガラス影を認めます．また，炎症反応は最初あまり上がらないのですが，呼吸状態の悪化に伴い高くなるというパターンでした．それに対して，最近の傾向としてはワクチンの普及とオミクロン株に変異したことの影響で，以前のような重症ウイルス性肺炎になることは減ってきています．どちらかというとインフルエンザに合併した細菌性肺炎のように，短い期間での二峰性経過をたどることが多いです．いったん解熱して再度ほかの細菌感染症で肺炎を起こして再び発熱してくるようなパターンです．今回のケースは，このパターンのどちらにも合わない感じですね．そうなると，画像所見と合わせてどのように考えますか．

片山　やはり片側の浸潤影では細菌性肺炎を一番に考えます．

岡　ウイルス性や自己免疫性肺炎では比較的びまん性に影が出るのに対して，片方に限局的に陰影が広がるのは，どちらかといえば細菌性肺炎の印象です．今回の症状もどちらかというと二峰性のため，もしかすると COVID-19 の影響ではなく，何かしらの細菌による肺炎を起こしているのではないかと考えたということですね．では実際にどんな菌を予想しますか．

片山　今回，市中肺炎のため，まずは肺炎球菌を疑います．

岡　患者背景として，特にずっと入院していたような患者ではないということですね．それなら片山先生の言うとおり，市中肺炎のビッグ 5 を考慮していきます．COVID-19 の後の細菌感染の合併には何か特徴はありますか．

片山　インフルエンザの後には黄色ブドウ球菌の感染が増えるという報告がありますが[29]，COVID-19 については明らかな因果関係はまだわかっていないと思います．ただ，すでに私たちも何例か経験があるので，黄色ブドウ球菌は候補の 1 つとして挙げてよいと思います．

岡　あとは稀ですが，いわゆるアスペルギルスのような糸状真菌も報告があ

ります[30]．今回のケースでは考えられるでしょうか．

片山　肺の構造変化がもともとかなり強い方では検討してもよいかと思いますが…．

岡　例えば，従来の COVID-19 肺炎患者に行っていたような治療であるステロイドや IL-6 阻害薬などを使用している患者では，治療を続けた果てに糸状真菌の感染などを考慮することもあります．実際に私も経験があります．しかし今回のケースでいきなり起こるかというと疑問があります．片山先生の見立てとしては市中肺炎ということですが，市中肺炎の定型・非定型どちらでしょうか．

片山　どちらかというと定型肺炎の片側の浸潤影かと思います．白血球は増えていますが痰は出ていませんでした．

岡　どちらかというと定型肺炎ですね．そうすると微生物としては肺炎球菌，インフルエンザ桿菌，モラクセラ，そしてコロナ後なので黄色ブドウ球菌を考慮した方がよいでしょう．かなり順位としては下の方ですがアスペルギルスも一応考慮に入れましょう．加えて，非定型，微生物とは定義に入らないけれどもレジオネラは状況によっては考えてもよいでしょう．あるいはオウム病のような稀なものも考えてもよいかもしれません．この症例はいろいろな可能性を疑ってもよいかもしれません．

片山　食事がとれないというのが主訴でしたが，その原因は非常に強い頭痛です．また，下痢もかなり頻回に出ています．肺外症状がかなり顕著だと思います．高熱も伴っています．

岡　私たちは市中肺炎を疑う時に，例えば意識障害で運ばれてきた人に肺炎像がある，あるいは下痢症状の強い人に肺炎像があるなど，肺の外の症状が前面に来るような場合に，何を考えますか．

片山　レジオネラでしょうか．

岡　頭痛が強い場合など，髄膜炎かと疑うプレゼンテーションではオウム病もありえます．この人は鳥の曝露はありますか．

片山　聴取したところありませんでした．

岡　レジオネラでリスクとなる，温泉や渡航歴はありましたか．

片山　注意して聞いたのですが，この方に関してはそういったものはありませんでした．

岡　痰のグラム染色はしましたか．

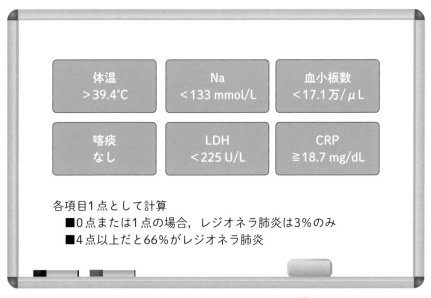

図37 レジオネラ肺炎予測スコア[31]

片山 培養したかったのですが，痰が出なかったのでできませんでした．

岡 採血データには何か特徴的なことはありますか．

片山 まず炎症反応が非常に高い点です．

岡 これが COVID-19 のウイルス性肺炎の重症化だったらものすごい呼吸状態の悪化になります．肺炎像も両側にびまん状に出てくるでしょう．

片山 ちょっと微妙ですがナトリウムが低めで電解質異常もあるのかなと思いました．ちょっとレジオネラを考えてもよいかなと思う所見です．

岡 LDH も高値です．肝障害もありますね．
レジオネラ肺炎予測の簡易スコア[31]（図37）で考えると，この患者はけっこうスコアが高そうですね．

片山 はい，こういった点からレジオネラ肺炎を疑ったため，尿中抗原検査を提出しました．

岡 素晴らしい見立てです．

片山 検査で陽性となりましたのでメインはレジオネラ肺炎だと判断しました（図38）．

岡 OK です．そうすると市中肺炎で原因微生物の推定ができました．次に

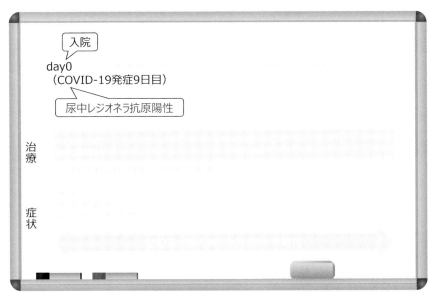

入院

day0
（COVID-19発症9日目）

尿中レジオネラ抗原陽性

治
療

症
状

図38 症例④の入院後経過①

やらなくてはいけないのは重症度の判断です.

片山 重症度は CURB-65 に当てはめてみても…ちょっと計算していなかっ
たので即答できません. すみません.

岡 CURB-65[32] や A-DROP[33] などいろいろな重症度スコアがあります.
基本的には重症度の評価には意識障害の有無, 呼吸状態, 高齢者かどう
か, 腎機能が大切です.

片山 意識はあり, 呼吸状態も正常, 高齢者ではありません. 腎機能低下はあ
ります.

岡 そうすると1点くらいということで中等症程度の肺炎となるでしょう
か. 入院でもまあ納得いくレベルです. さて COVID-19 の治療は行い
ますか.

片山 診断がレジオネラ肺炎とついていますので COVID-19 については軽症
と考えられた点と, 発症から9日経過していましたのでここから重症ウ
イルス性肺炎化してくることはかなり考えにくいだろうと判断し, 経過
観察としました.

岡 ワクチンを3回しっかり打っているうえに, 発症から時間が経っていま

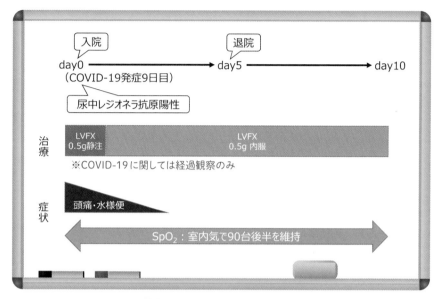

図39 症例④の入院後経過②

すので，重症化を防ぐタイプの薬の積極的な適応がありません．加えて，
レムデシビルのような点滴治療薬を使うかですが，少なくとも肺炎像が
細菌性肺炎に矛盾しないこと，発症から時間が経っていることから，こ
の段階での抗ウイルス薬は費用対効果に優れないだろうとなります．こ
の方の場合 COVID-19 の抗ウイルス治療は要らないですね．この後詳
しく話しますが，呼吸不全がなく，細菌性肺炎がほぼ確定していること
からも，ステロイドや免疫抑制薬は使いたくありません．実際に行った
治療はどのようなものになりましたか．

片山　COVID-19 については経過観察のみとなりました．

　　　経過ですが，肺炎の原因微生物もレジオネラで特異度の高い尿中抗原
検査にて陽性が得られていますので，レジオネラ肺炎の第１選択薬のレ
ボフロキサシンのみで治療を開始し，治療２〜３日で自覚症状がほぼ
解消しました．酸素化の悪化もなく，合計 10 日間で治療を終えていま
す（図 39）．

岡　先生がよく考えて疑いを立てて，本来ルーチンではない尿中レジオネラ
検査を行ってくれたのがファインプレーでした．基本的に，今回の私た

ちのディスカッションでわかっていただけるように，市中肺炎の診かた，肺炎診療の基本が求められるということです．COVID-19 の知識だけではダメで，むしろそれ以上に普段の肺炎診療がきちんとできているか，肺炎診療の延長線上にあると考えることが大切です．微生物の予測，抗菌薬の選択，適切な経過観察のしかたといった感染症，肺炎診療の原則がしっかりできているかどうかがCOVID-19 診療においても一番重要な点です．それがしっかりできていて，加えて感染予防策ができていれば何も悩むものではなく，そんなに怖いものでもありません．今回の症例をぜひ参考にしていただければと思います．

この症例を参考に，ここからワクチン・オミクロン株の拡大前後の臨床像の違いを解説していきます．

ワクチン・オミクロン後の臨床像の違い

本症例については，やはり，ワクチンの普及とオミクロン株への変異によって臨床像がだいぶ初期と変わったという話を医局で片山先生と実際に話したものです．図40，図41 は大阪大学の山本舜悟先生の鋭い考察で模式図にしたものを使わせていただいています．オミクロン前，ワクチン以前というのはウイルスによる感染症が起きると，ウイルスによる症状が治ってきたところで，逆にウイルスを排除する免疫が暴走し肺にウイルス性肺炎，ARDS（急性呼吸窮迫症候群）が起きて重症化していくものでした[34]．つまり，7 〜 10 日という経過の中で両側にすりガラス影ができて悪化していくメカニズムは，初期はウイルス感染だけれども，次第に自己免疫的な，免疫の排除による炎症反応によるものに変わるというものです．ゆえに，初期の治療はウイルスを軽減させる抗ウイルス薬を投与し，それでも悪化してきたところで免疫抑制薬やステロイドを使って免疫による炎症反応を抑えていこうという治療戦略でした．デルタ株の頃はこうした方針で闘ってきたわけです．

ところが第7・8波の頃から臨床像が大きく変わってきたことに気づきました（図41）．ワクチンについては，重症化予防に関してかなり高い効果がすでに報告されています[35, 36]．その結果としてワクチン接種が普及するにつれて，臨床像が大きく変わったのです．先ほどのような，

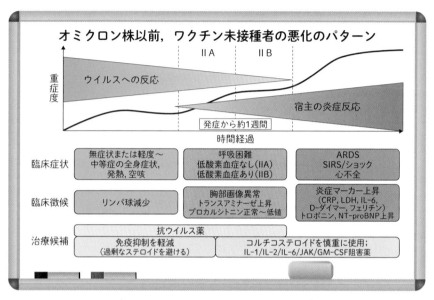

図40 ワクチンが臨床像を変えた! [34)]

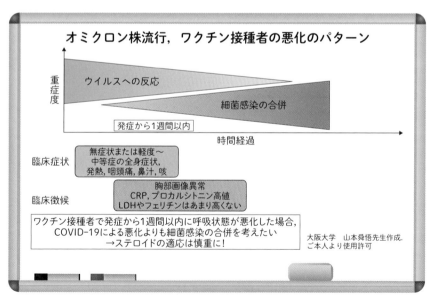

図41 ワクチンが臨床像を変えた!

ウイルス肺炎から自己免疫反応で ARDS 化してくる症例はほとんどみ
なくなりました．一方で，インフルエンザに近いような，ウイルス感染
の後に弱った患者が細菌感染を合併してくるケースが多くなったのです．
今回の症例もこのようなパターンではないかと思います．となると，以
前行っていたような最初に抗ウイルス薬，後から免疫を抑える薬という
単純な治療戦略が怪しくなってきます．特に，細菌感染症を合併してく
る時には，真菌の場合もあるので，ステロイドや免疫抑制薬は使うのを
ためらう状況になってきています．今回の片山先生のように，しっかり
と病態の診断，微生物的な診断をつけにいくことが，確信を持って治療
するためにより重要となっているということです．ワクチン接種歴と現
在の流行株の特徴を考えて，いま悪化している患者の臨床像を的確にと
らえて治療していただきたいと思います．

入院・重症治療編

　軽症・外来治療編に続いて，入院・重症治療編について解説していきたいと思います．コロナ診療に長く携わってこられている先生方はもう感じていると思いますが，以前と重症者の治療，患者診療の景色がかなり変わってきています．1つはオミクロン株への変異が理由として挙げられると思いますが，何よりも重症化を防ぐワクチンが広く接種されたことにより，死亡する患者が一定数いたとしても重症化パターンは変わってきています．この数年で重症者治療の戦略はでき上がっていましたが，ワクチンによってこの治療戦略が複雑化しているのが現状です．抗ウイルス薬・免疫抑制薬といった治療から，どちらかというと細菌感染症の合併や基礎疾患の増悪の治療といった総合診療的な入院加療が必要になってきています．今回はこれらのオミクロン以降・ワクチン普及後の現在の問題を浮き彫りにして，今までの重症者の治療のおさらいもしつつ，皆さんの診療に役立つような症例検討会としたいと思います．

■ 症例⑤: ワクチン未接種の 40 歳代男性

川村　埼玉医科大学総合医療センター総合診療内科・感染制御科の川村隆之です．以前，まだ第1波の頃の症例検討会でも重症例を担当いたしました．今回，第8波でも新しい症例を担当させていただきます．よろしくお願いいたします．

岡　川村先生は当科の現場担当のエースです．

川村　今回は40歳代の男性，当院受診より5日前から発熱があり，PCR検査で陽性となりCOVID-19と診断されています（図42）．その後，労作時呼吸困難が出現，どんどん増悪してきたということで当院に搬送されてきました．既往歴としては溶血性貧血がありますが，これは安定しており経過観察のみということになっていました．今までの当院での検査結果をみる限り，自己免疫性の溶血性貧血は否定されており，原因はまだわからないという状況だったようです．また，慢性甲状腺炎もあり甲状腺機能低下のためレボチロキシンを内服しています．喫煙歴は1日10本を20年間，特記事項としてワクチン接種歴がない状況でした．こ

【症　例】40歳代　男性

【現病歴】

受診日5日前より発熱あり，PCR検査でCOVID-19と診断された．

その後労作時呼吸苦が出現し，増悪したため当院へ緊急搬送された．

【既往歴】溶血性貧血（経過観察のみ），慢性甲状腺炎

【薬　歴】レボチロキシン

【喫煙歴】1日10本　20年間

【ワクチン接種歴】なし

図42 症例⑤40歳代男性

のケースはオミクロン株流行下の時期です．

岡　COVID-19の診断は問題なさそうですね．流行下での発熱があったう
えで，特異度の高いPCRで陽性，次第に呼吸困難が出てきたというこ
とで，今までのデジャブじゃないですがちょっと嫌な経過です．

川村　かつての重症肺炎を思わせるような経過です．

岡　感染したのはオミクロン株だけども，ワクチン接種歴がないのですよね．

川村　バイタルサインは，体温が40.1℃の高熱で心拍数120回，呼吸数も32
回と共にかなり速くなっています．見た目としてもかなり悪いなという
印象でした．SpO_2に関しても室内気では70％ほどしか取れず，マスク
で10 L/分で投与しても88％しか取れませんでした．そのほかの身体
所見に関しては上から下までみましたが特に特記事項はなく，ポイント
としては胸部ラ音聴取しなかった点です（図43）．

岡　非常にクリティカルな症例ですね．

川村　血液検査での特記事項としてはそれほどありません．クレアチニンが
1.02 mg/dL，CRPが3.93 mg/dLとそれぞれ軽度上昇していますが，
それ以外は問題なく，尿検査も特記事項はありませんでした（図44）．

【バイタル】
　体温 40.1℃，血圧 120/70 mmHg，心拍数 120 /分
　呼吸数 32/分，SpO₂ 70%（室内気）→88%（マスク10 L/分）
【神　　経】意識清明，髄膜刺激徴候なし
【頭頸部】眼瞼結膜と眼球結膜に特記事項なし，口腔内特記事項なし
【胸　　部】正常肺胞呼吸音，ラ音聴取せず，心音整，心雑音聴取せず
【腹　　部】腹部圧痛なし，肝叩打痛なし，Murphy徴候なし
【背　　部】脊柱叩打痛なし，CVA叩打痛なし
【全　　身】皮疹なし，関節に発赤/熱感/腫脹なし

図43 症例⑤の来院時所見

血液一般検査			血液生化学検査			尿所見	
WBC	5800 /μL		T-Bil	0.9 mg/dL		定性	
Neut	88.0 %	↑	TP	7.0 g/dL		糖	（−）
Eo	1.0 %		Alb	4.1 g/dL		潜血	（−）
Ly	5.0 %	↓	AST	81 U/L	↑	蛋白	（−）
Mo	5.0 %		ALT	40 U/L		白血球	（−）
RBC	388万 /μL		Cr	1.02 mg/dL	↑		
Hb	11.2 g/dL		ALP	76 U/L			
Ht	34.4 %		BUN	15 mg/dL			
MCV	86.3 fL		Na	133 mEq/L	↓		
MCH	29.3 pg		Cl	97 mEq/L			
MCHC	34.0 %		K	3.4 mEq/L	↓		
Plt	13.8万 /μL		Ca	9.1 mEq/L			
			CRP	3.93 mg/dL	↑		

図44 症例⑤の来院時所見

JCOPY 498-02144

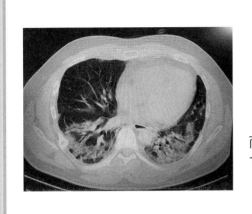

両側肺野にびらん性の
すりガラス陰影を認める

図45 症例⑤の胸部CT画像

岡　これは COVID-19 の PCR 確定例ですが, 採血データはどうでしょうか.

川村　CRP が 3.93 mg/dL というところで, 病歴としては COVID-19 の重症肺炎を考えていますが. それにしては少し高くないなという印象です. また, LDH が普段から溶血性貧血で 500 くらいなのですが, それもほぼ変化がありませんでした. 採血データだけみると重症 COVID-19 という感じはしません.

岡　一方で白血球は正常でリンパ球数の減少があり, 軽度の CRP 上昇という点は COVID-19 の一般的なデータ, 臨床像として相違ないということですね. これは呼吸バイタルが悪いため原因検索のためにすぐに画像検査がしたいですね.

川村　はい. すぐに CT を撮り, 両側肺野にびまん性のすりガラス影を認めました (図 45). まさに新型コロナウイルス重症肺炎という画像でした. 最近では珍しいパターンです.

　経過をみる前に, ワクチン接種と重症化の関連についての文献はたくさんありますが, なかでも特に有名なものを紹介したいと思います (図 46). どちらも JAMA 掲載のもので, 一番有名なのが右の 2021 年 11

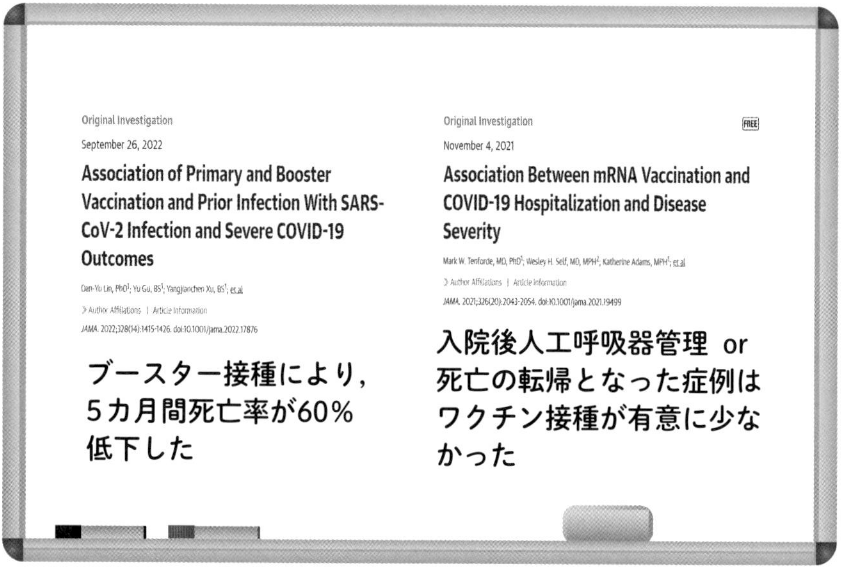

図 46 ワクチン接種と重症化の関連

月のものです．ワクチン未接種の方は入院後に人工呼吸器管理になった
り，死亡の転帰となったりする例が多かったとする報告です[37]．左は
2022 年 9 月の報告で，未接種者との比較ではなく，ワクチンのブース
ター接種の有無で死亡率が低下するという内容です[38]．ほかにも複数の
報告から，ワクチン接種による死亡率の低下はかなり明らかになってき
ています．

　症例に戻ります．入院時の COVID-19 の重症度は重症，酸素の投与
方法はネーザルハイフローで開始しましたが，それでも十分な SpO_2 が
確保できなかったため，すぐに救急・集中治療の専門医と連携して人工
呼吸器管理としました．COVID-19 の治療薬としてはデキサメタゾン
6 mg，レムデシビルに加え，ヘパリン皮下注を予防量で投与，トシリ
ズマブも同時に開始しています（図 47）．

岡　初期の頃の重症化の典型例をみているような印象ですね．さてヘパリン
を投与していますが，予防量と治療量の使い分けはどのように判断しま
すか．

川村　図 48 は NIH のガイドラインにある抗凝固療法についての指針です[39]．

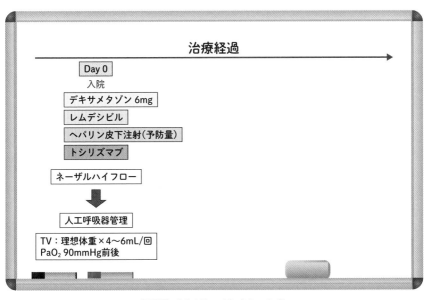

図 47 症例⑤の治療経過①

患者の状態	抗凝固治療の選択肢
酸素投与が不要な入院患者	ヘパリンの予防投与を検討
酸素投与が必要な入院患者	①D-dimer高値かつ出血リスクが低い場合 　ヘパリンの治療量での投与を行う ②上記に該当しない場合 　ヘパリンの予防投与を行う
酸素投与が必要な入院患者で ・ネーザルハイフロー ・挿管による人工呼吸器管理 を行っている患者	ヘパリンの予防投与を行う （治療量での投与は，他の疾患で適応がない限りは行わない）

図 48 抗凝固療法についての現状確認[39]

特に酸素投与が必要な入院患者の部分に注目していただきたいのですが，「① D-dimer 高値かつ出血リスクが低い場合」とあります．出血リスクについては，ヘモグロビン値や血小板の値などをみたうえで，消化管出血などのリスクが低いと判断された場合はヘパリンの治療量での投与を行うことになっています．一方で，酸素投与が必要な入院患者で，ネーザルハイフロー以上の呼吸管理を行っている場合は，逆にヘパリンの治療量投与は行わないように記されています．COVID-19 の予後は変わらないのに出血性イベントをむしろ増やしてしまうということで，治療量ではなく予防量での投与が推奨されています．

岡 重症の人が治療量ではなく予防量になるということなので，はじめ中等症の時に D-dimer が高く，治療量で投与開始した患者が重症化した場合には，予防量に投与を減らすということですね．この根拠になっているのはどんな報告がありますか．

川村 これについては原著論文があります．挿管管理をしている人でヘパリン投与をした方が予防量と治療量での比較で，治療量の方が死亡率が上がってしまうという報告でした[40]．

岡 細かく検証されたスタディ，エビデンスを根拠に NIH での推奨はこのようになっているということです．さてステロイドを入れるということに関しては一致した見解だと思います．一方でレムデシビルに関しては重症例や時間が経っているケースでは入れなくてもよいのではないかという話もありますが，レムデシビルの適応はどうでしょうか．

川村 この方はレムデシビルの適応があると思います．当院に受診時にまだ 5 日目で発症から 1 週間経っていないことも強い理由となります．ステロイド単剤とステロイド＋レムデシビル併用を直接比較した報告はありませんが，この症例にデキサメタゾンだけを投与するのは感染症の治療として気持ち悪いかなと思います．

岡 しかも発症してから重症化までのスパンが短いので，抗ウイルス薬なしというのはより怖い気がします．千葉大学の観察研究のデータで併用した方がよいとするものがあります[41]．

デキサメタゾン 6 mg というのは標準的な投与量と考えてよいですか．

川村 投与量についてかなりいろいろな意見があり，一時期は体重によって増減した方がよいという意見が主流だったのですが，その後の追試でひっ

くり返っています[45]．現状のエビデンスをみてみると 6 mg が一番よいと考えています[42]．

岡 6 mg というと，これまで特発性間質性肺炎の増悪などに対して日本で投与されてきた量に比べると少ないです．特に，体重が重い人には少ないのではないかと思ってもおかしくありません．しかし，量を増やしてもよいとするデータは出ていません[43]．検証された結果，現状としては 6 mg が至適という結果です．

さて，IL-6 阻害薬のトシリズマブや JAK 阻害薬のバリシチニブを使うこともあると思いますが，それはどういったケースで，どちらの薬をどのように選べばよいでしょうか．

川村 参考になるガイドラインとして，NIH のガイドラインをみてみると，標準治療を開始したにもかかわらずネーザルハイフロー以上の重症度になってしまった方について，トシリズマブかバリシチニブを追加する，あるいは人工呼吸器管理を要する患者に最初から投与する，という推奨になっています[39]．

岡 今回はトシリズマブを選んでいますが，これはどうしてですか．

川村 これは現場で実際に岡先生にも相談しましたが，すごく悩みました．バリシチニブとトシリズマブについては直接の比較がされていません．なのでかなり難しい判断だったのですが，来院時にはネーザルハイフローで治療しようと思ったケースで，挿管回避できるならしたいと思っていました．バリシチニブは内服薬で挿管を回避するというエビデンスはないと記憶していますので，挿管回避の報告のあった点滴薬のトシリズマブ[44] を選択してみました．

岡 わかりました．腎機能は問題ありませんか．

川村 はい．軽度上昇のみで投与には問題ありません．

岡 私たちの経験としても，割と最重症例では経口投与のバリシチニブよりは経静脈投与 1 回で済むトシリズマブを選択することの方が多いですね．ただこの辺りは専門家によっては考えが異なると思いますので，選択については今のところどちらでも問題ないでしょう．最近 WHO からは両方併用するという話もありましたが[65]，安全性の面が不透明であり，すべてのガイドラインがそのような推奨をしているわけではありません．

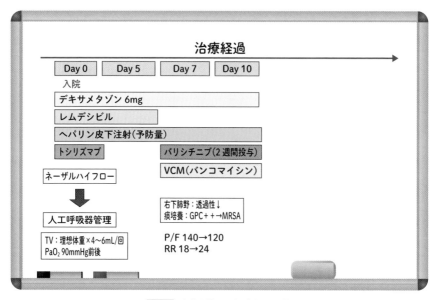

図 49 症例⑤の治療経過②

川村　P/F 比でもともとが 140 とほぼ ARDS のような状態になっており非常に悪かった呼吸状態ですが，さらに悪くなるというイベントが入院 7 日目にありました．呼吸回数も増えていて，肺の中に新規のイベントが何か発生したのではないかと考えました（図 49）．X 線を撮ってみると，右下肺野に新しい透過性低下の影が出ていることを認め，新型コロナウイルスの増悪の可能性を考えました．先ほど岡先生がおっしゃった WHO の提言にあった，バリシチニブ併用をやってみようということになり，バリシチニブ投与も開始しました．最初の頃，痰を採ったところグラム染色でそれほど菌が有意ではありませんでした．しかしその後培養で MRSA が出てきたということで，臨床経験から COVID-19 と黄色ブドウ球菌感染症には関連があると考えられるため，この MRSA が検出されたことを見逃すわけにはいかないということでバンコマイシンも追加しています．

岡　この症例は最初から抗菌薬を入れてはいなかったのですか．

川村　入れています．痰培養をとってセフトリアキソンを入れたのですが，陰性だったので一度中止していました．

JCOPY 498-02144

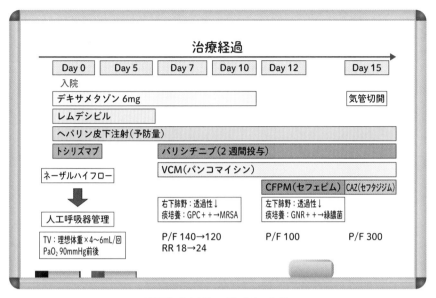

図50 症例⑤の治療経過③

岡　基本的には中等症までの COVID-19 には抗菌薬は使いません．ただし，最近よくみられるワクチン接種済みの患者で片側性に陰影が広がってくる細菌性肺炎の合併に対しては当然使います．また，病態不明の初期の超重症例に関してはおそらく細菌性ではないと思い市中肺炎の細菌性肺炎としてのスペクトラムをある程度カバーするように抗菌薬を使うことにしています．ただし痰培養をしっかり取り，陰性であればその時点ですぐにデエスカレーションする・やめるという必要があります．

川村　その後の経過ですが，入院して 12 日目にさらに P/F 比が低下してしまいました．この時に再度胸部 X 線を撮ってみると，今度は左下肺野で透過性低下を認めました．先ほどの MRSA の時とは違って，痰培養ではかなりブドウ糖非発酵菌を疑うようなグラム陰性桿菌が一面に見えていて，真に緑膿菌による VAP（人工呼吸器関連肺炎）を起こしたのではないかと考えてすぐにセフェピムを開始しています．後日出た培養結果でもやはり緑膿菌と確定し，感受性もわかったので，セフタジジムにデエスカレーションしました（図50）．

　なおこの抗菌薬開始の影響もあって，P/F 比も 300 に改善し，15 日

目には気管切開もできました．この後は比較的安定した経過になっています．

岡　何とか持ったという感じです．ところで最近私たちはステロイドは基本的に 10 日間投与でその後はやめるようにしていますね．初期の頃はわからなかったので減量して続けたり，漸減したりとしていました．データがなかったのでパルス療法を一か八かやってみることもありました．その後，パルス療法はよい研究結果が出ていないので今ではやることはありません[45]．現在は 10 日間投与したら原則としてそれ以上続けることはありません．

　ということで，典型的な重症コロナ肺炎でした．やはりワクチンを打っていない状況では基礎疾患などによっては従来と同じような経過をたどるということです．それに対する治療方針はこれまでに積み上げられてきた方法とほぼ変わりません．ICU の中で起きてくることはコロナ以前からと同じ ICU でよく起きる感染症であって，そのマネジメントも当然変わりません．院内肺炎や，VAP の対応をきちんとできることが重要です．常々，ワクチンはしっかり接種してほしいと願うばかりです．ワクチンの効果を実感し，この数年間のコロナ診療の歩みを振り返るような症例でした．

○　重症例の治療: 従来パターンの場合

　それでは簡単にオミクロン株以前の重症例の治療についておさらいしたいと思います．

　これは現在だと主にワクチン未接種の方や一部の免疫不全者に生じることが多い重症化への対応となります．

　基本的には初期は抗ウイルス薬・抗体療法で治療して，炎症を抑えることが大切になってきますので免疫抑制薬としてステロイド，トシリズマブやバリシチニブを投与します（図 51）．また，凝固亢進も起こるためヘパリンなどの抗凝固薬も使います．実はコロナ治療薬の中で最も早く適応が通り承認されたのはデキサメタゾンです．

　図 52 に示した RECOVERY 試験ではデキサメタゾンをある程度重症の人に投与すると予後が改善することがわかっています[42]．

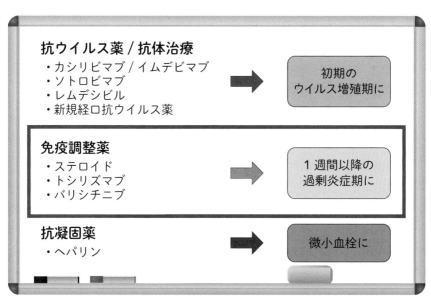

図51 薬物治療

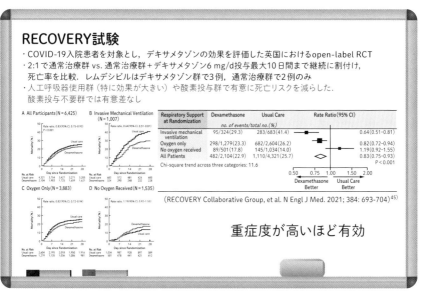

図52 デキサメタゾンに関するRECOVERY試験[42)]

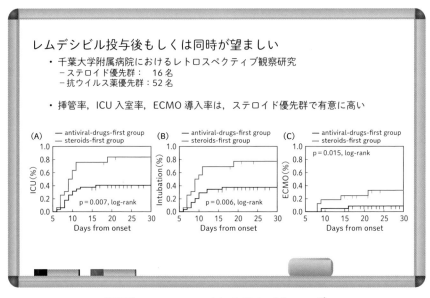

図53 ステロイドの適切な投与時期は? [41)]

　ステロイドに関しては図52の論文をみてもわかるように，注意点があります[42)]．COVID-19感染症を起こした全員には使わないということです．特に軽症者には使いません．図52のDの軽症者のデータをみてほしいのですが，アウトカムが逆転してしまっており，デキサメタゾン投与群の方が死亡率が高くなっています．ステロイドは重症化してから使うというのがポイントです．重症度が高ければ高いほど有効性も高くなります．

　一方でステロイドを使う時に抗ウイルス薬も入れた方がよいのかということについてです．今回紹介したような重症例では，軽症の方で取り上げた治療薬はいずれも適応がありません．承認されている治療薬の中ではレムデシビルの1択です．これを投与すべきかどうかですが，感染症患者に本来は使いにくいステロイドを入れるということで，気持ち的にはやはり抗ウイルス薬を入れておきたいです．千葉大学の観察研究では，小規模・後方視的ではありますがレムデシビル併用の方がICU入室率，挿管率が優位に下がるという結果が出ています[41)]（図53）．

　ステロイドの一番の問題点はデキサメタゾン6mgが至適なのかどう

●RECOVERY試験[5]の結果，デキサメタゾン6 mg/dが推奨

●RECOVERY試験では，デキサメタゾン群でも死亡率が20％を超えており，ステロイドの投与時期や投与量に関して症例毎に慎重に考慮する必要がある
-症例によっては，デキサメタゾン6 mg/dでは不十分な可能性？
-デキサメタゾン6 mg＝mPSL 32 mg＝PSL 40 mg

●イランの研究グループが行った，重症COVID-19患者に対するmPSL 2 mg/kg（N＝44）vs デキサメタゾン6 mg/d（N＝42）の三重盲検RCTでは，mPSL群で有意な臨床的改善や増悪抑制を認め，死亡率もmPSLで低い傾向（18.6％ vs 37.5％，p＝0.076）[34]

●有意差はないが12 mgのデキサメタゾンの方が6 mgよりやや効果が高い傾向[35]

●ステロイドはレムデシビルの投与後あるいは同時の方が挿管率が低い観察研究[62]

図54 ステロイドの適切な用量・種類は? [42, 43, 56, 66]

かということです．これについてはまだ検証を続けなければいけないと思っています．ただ，ここまでの数年間で少しエビデンスも出てきていて，デキサメタゾン20 mgの高用量と比較した結果，有意差がなかったということで[45]，現状としてはやはりデキサメタゾン6 mgを標準量として使うことでよいと思います（図54）．特に，大量投与であるステロイドパルス療法をルーチンでやることは推奨されません（図55）．

トシリズマブはIL-6が重症化に関わるということで当初，この薬剤を積極的に使うための臨床試験が行われましたが，初期の頃の臨床研究はほとんどネガティブな結果でした[46-48]（図56）．

ただしステロイドが標準治療となってからの研究では，ステロイド併用をベースとしたうえでトシリズマブを投与すると重症化が減らせるという結果が出ています[49]（図57）．

図58に挙げたのもRECOVERY試験です．わずかではありますがトシリズマブ併用群の方が死亡率を下げられることがわかっています[44]．

トシリズマブを使う時のポイントは，必ずステロイドを併用することです．

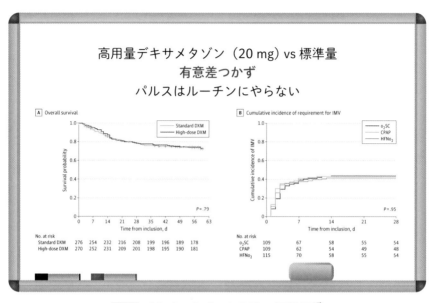

図 55 デキサメタゾン高用量vs標準量[45)]

	RCT-TCZ-COVID-19	CORIMUNO-19 Cohort	BACC Bay	COVACTA	EMPACTA	REMAP-CAP	TOCIBRAS
n	126 人 ・TCZ 60 人 ・対照 66 人	130 人 ・TCZ 63 人 ・対照 67 人	243 人 ・TCZ 161 人 ・対照 82 人	452 人 ・TCZ 294 人 ・対照 144 人	377 人 ・TCZ 249 人 ・対照 128 人	747 人 ・TCZ 353 人 ・対照 402 人	126 人 ・TCZ 60 人 ・対照 66 人
重症度	Severe	Moderate-Severe	Severe	Severe-Critically ill	Severe	Critically ill ICU 入室後 心肺支持療法開始 24 時間以内	Severe-Critically ill
年齢	約 60 歳	約 64 歳	約 60 歳	約 60 歳	約 56 歳	約 61 歳	約 57 歳
性別	男性 約 77%	男性 約 70%	男性 約 58%	男性 約 70%	男性 約 60%	男性 約 72%	男性 約 68%
発症日からの日数	約 8 日	約 10 日	約 9 日	TCZ 約 11 日 対照 約 10 日	約 8 日	不明 ICU 入室後 約 13 時間	TCZ 約 10 日 対照 約 9.5 日
レムデシビル使用	なし	-TCZ 0 -対照 1.5%	-TCZ 33% -対照 29%	不明	-TCZ 52.6% -対照 58.6%	32.8%	なし
ステロイド使用	-TCZ 9.8% -対照 10.6%	-TCZ 30% -対照 55% (day 14 まで)	-TCZ 11% -対照 6%	-TCZ 36.1% -対照 54.9%	-TCZ 55.4% -対照 67.2%	93.3%	-TCZ 83.6% -対照 88.7%
TCZ 死亡率	3.3% (30-day)	1.1% (28-day)	5.6% (28-day)	19.7% (28-day)	10.4% (28-day)	28.0% (院内死亡率)	21% (28-day)
対照群死亡率	1.6% (30-day)	12% (28-day)	3.8% (28-day)	19.4% (28-day)	8.5% (28-day)	35.8% (院内死亡率)	9% (28-day)
その他	Open label underpowered	Open label				Open label	Open label undarpowered

図 56 トシリズマブRCT Summary①[46-49, 67-69)]

JCOPY 498-02144

・SARSやMERSにてIL-6を中心としたサイトカインが放出されて重症化に関わるのではないかという推測から，IL-6を阻害するトシリズマブにも効果が期待
・初期の複数のランダム化比較試験では臨床症状の改善や死亡率低下を示せなかった
・ステロイドの使用が標準治療となった複数の臨床試験でトシリズマブの有用性が示された
・REMAP-CAP1
ICU入室24時間以内にトシリズマブの併用が死亡率を下げる
(N Engl J Med. 2021; 384: 1491-502. PMID : 33631065)
・RECOVERY
呼吸不全とCRP高値の症例で増悪率を下げ，生存率を上げることが示された（Lancet. 2021; 397: 1637-45. PMID : 33933206)

図57 トシリズマブ

● 低酸素血症（SpO_2＜92%［room air]または酸素療法を要する）および遠心性炎症（CRP≧75 mg/L）のある COVID-19入院患者を対象とし，トリシズマブの効果を評価した英国における open-label RCT
● 1：1で通常治療群（2,094人）vs. 通常治療群＋トリシズマブ
（体重＞90 kg：800 mg/65 kg＜体重≦90 kg：600 mg
40 kg＜体重≦65 kg：400 mg/ 体重≦40 kg：8 mg/kg)
1〜2回投与 （2,022人）に割付け，死亡率を比較

重症度	年齢	性別	発症日からの日数	ステロイド使用	侵襲的人工呼吸または死亡の複合エンドポイントへの到達率	全死亡率 (by 28-day)
Severe〜Critically ill	約63歳	男性 約65% (TCZ) vs 約69% (標準)	9日(7-13) (TCZ) vs 10日(7-14) (標準)	約82% (TCZ) vs 約82% (標準)	約35% (TCZ) vs 約42% (標準)	約31% (TCZ) vs 約35% (標準)

図58 トシリズマブRCT：RECOVERY試験①[44]

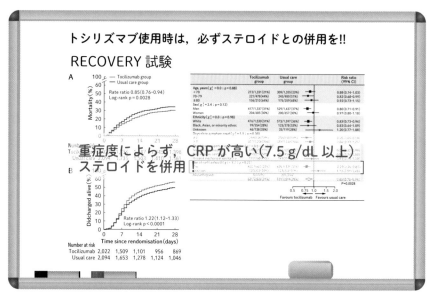

図59 トシリズマブ： RECOVERY試験②[44)

　また，ICU に入ったらすぐ，あるいはネーザルハイフローを始めた
らすぐに開始するのもトシリズマブ使用のポイントです（図59）．初期
の頃は，重症度によらず CRP が高値の場合にステロイドとセットでト
シリズマブを併用してもよいのではないかということになっていました．
しかし今はワクチン接種が進み，臨床像が大きく変わってきています．
炎症反応が高いだけでトシリズマブを足してしまうと，多くの二次細菌
感染症のケースに使うことになってしまうので，ここはもう少し慎重に
考えた方がよいと思います．

　バリシチニブは当初，レムデシビルと併用することで臨床症状の回復
を早めることが示唆されていました（図60）．この ACTT-2 試験では
この 2 剤併用によって効果が示されたため，ステロイドが使えないケー
スでこの組み合わせを使おうという話になっていました[50)．

　しかし，その後の COV-BARRIER 試験が行われた際にはすでにス
テロイドが標準治療になっていたため，8 割の患者にステロイドが併用
されています．この試験でも全死亡率が改善するという結果だったため，
ステロイドも併用するということになりました．逆に，レムデシビルの

ACTT-2 試験

- COVID-19 入院患者を対象とし，レムデシビル(10 日以内)にバリシチニブ(14 日以内)またはプラセボを投与した二重盲検 RCT
- 1,033 人の患者(515 人：バリシチニブ群，518 人：プラセボ群)に割付け，プライマリアウトカムは回復までの期間，セカンダリアウトカムはランダム化から 15 日目の臨床状態

重症度	年齢	性別	発症日からの日数	ステロイド使用		臨床的回復		死亡率(28-day)	
Moderate〜Severe	約 55 歳	男性約 63%	8 日(5〜10)	RDV + Bari vs RDV + Placebo	10.9% 12.9%	(全体) RDV + Bari vs RDV + Placebo (HIV + HFOD 群) RDV + Bari vs RDV + Placebo	7 日 8 日 10 日 18 日	(全体) RDV + Bari 5.1% vs RDV + Placebo 7.8% (低流量酸素投与群) RDV + Bari 1.9% vs RDV + Placebo 4.7% (HIV + HFOD 群) RDV + Bari 7.5% vs RDV + Placebo 12.9%	

NIV: non-ivssive ventilation
HFOD: high flow oxygen devices

図 60 レムデシビル＋バリシチニブ①[50)]

レムデシビル＋バリシチニブ
COV-BARRIER 試験

- COVID-19入院患者を対象とし，標準治療にバリシチニブまたはプラセボを最大 14 日間投与した二重盲検 RCT

- 1,525 人の患者(764 人：バリシチニブ群，761 人プラセボ群)に割付け，プライマリアウトカムは 28 日目までに高流量酸素療法・非侵襲的人工呼吸・侵襲的機械換気・死亡のいずれかに移行した割合，セカンドアウトカムは 28 日目までの全死亡率

- 低流量酸素群が約 64%，NIV・HFOD が約 24%，非酸素投与群が 12%(機械換気群なし)

重症度	年齢	性別	発症日からの日数(7 日以上)	RDV 使用	ステロイド使用	侵襲的人工呼吸または死亡の複合エンドポイントへの到達率	全死亡率(by 28-day)
Moderate〜Severe	約 57 歳	男性約 64% (Bari) vs 約 62% (標準)	82.0% (Bari) vs 84.7% (標準)	約 18.4% (Bari) vs 約 19.4% (標準)	約 80.3% (Bari) vs 約 78.3% (標準)	約 27.8% (Bari) vs 約 30.5% (標準)	約 8.1% (Baricitinib) vs 約 13.1% (標準)

NIV: non-invasive ventilation
HFOD: high flow oxygen devices

図 61 レムデシビル＋バリシチニブ②[51)]

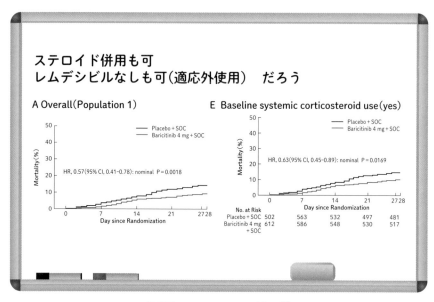

図62 ステロイドとの併用[51]

使用率はこの試験の際には高くなく，必ずしも必要とはいえないことがわかりました．結論としては，バリシチニブを使う際にも，やはりステロイドを併用した方がよいということになります[51]（図61）．

現在，日本の診療の手引きにおいても重症例に関しては，ステロイド，バリシチニブ，トシリズマブ，ヘパリンなどを組み合わせて治療しようという考え方になっています[51]（図62）．

重症者の治療で比較的悩ましいのが先ほどのステロイドの至適用量と，抗菌薬を使うかどうかということです．一般的に COVID-19 の軽症例には抗菌薬は不要です．知見がかなり集積されてきているとともに，私たちの実際の臨床経験からも，細菌感染のオーバーラップは非常に少ないと思います．むやみに抗菌薬を使ってしまうと抗菌薬の不適切使用になり，副作用や耐性菌の増加につながりますので避けましょう（図63）．

ただし共感染の報告もあり，初期の頃の報告に肺炎球菌やインフルエンザ[52]との共感染があります（図64）．それぞれ実際に経験もしたことがあります．ただし，これらの報告では合併率は非常に低いことがわかっています[53]．感染症科の医師は「血液培養を取れ」とうるさい印象を

JCOPY 498-02144

COVID-19 確定してる症例

原則不要！

…細菌感染症のオーバーラップは少ないため

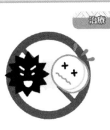

＊ただし

・画像で浸潤陰影が強く初期から炎症が強い場合

・いきなりの重症例などで細菌感染の区別が難しい場合

⇒市中肺炎としての抗菌薬療法を併用する

～グラム染色や培養も加味しながら～

治療

図63 抗菌薬使う？ 使わない？①

診断

インフルエンザや肺炎球菌との共感染も

…筆者は聞いているし，経験もしている

＊１つ見つけて安心しない

＊ただし

初期は純粋なウイルス肺炎で，

＝細菌感染の合併率は**低い**

：細菌感染の合併率は 2.2～7%

：血液培養の陽性率は 1.6%

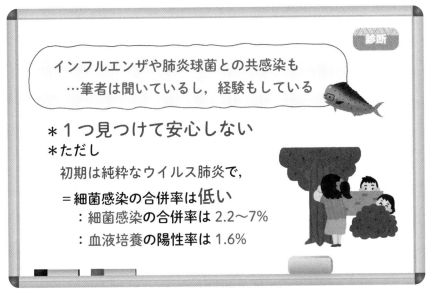

図64 他のウイルスとの共感染もあるので丁寧に症状をみる[52]

● 明らかなウイルス肺炎
　⇒抗菌薬は使用しない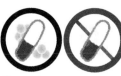

● 経過の中で，細菌感染の根拠がある
　⇒院内肺炎に準じて抗菌薬投与を検討

＊インフルエンザのように
　黄色ブドウ球菌や MRSA の感染が増えるのか？

⇒そのような印象！　ワクチン完了症例，2 蜂性の悪化，
　片側浸潤陰影など　抗菌薬投与を検討

図 65 抗菌薬使う？ 使わない？②

持たれているかもしれませんが，軽症・中等症の COVID-19 患者に対しては基本的に私たちも血液培養は取りません．ただし重症例には必ず取ります．報告でも血液培養の陽性率は低いというデータが出ています[54]．やはり抗菌薬を併用する意義が少ないということです．

　ただし例外的に抗菌薬を使うケースがあります．その判断にはウイルス性肺炎っぽいか細菌性肺炎っぽいかという区別が必要です．細菌性肺炎は片側優位に広がっていく一方，ウイルス性肺炎は左右びまん性に広がっていきます．ウイルス性肺炎に矛盾しないようであれば，重症例でない限り抗菌薬は要りません（図 65）．

　ただ，今回提示したような最重症のケースでは細菌感染の合併があった場合に大きく予後を悪化させてしまう恐れがあるため，いったんエンピリックな抗菌薬治療がやむを得ない場合もあります（図 66）．

　その場合にはしっかり培養を取って，経過から細菌感染がないと判断した場合には抗菌薬はやめることが大事です（図 67）．特に，コロナ病棟の ICU の中では手袋をつけっぱなしにしているなど COVID-19 以外の感染対策が脆弱になりがちです．ICU 内での耐性菌対策も重要に

実際…
　黄色ブドウ球菌や腸内細菌の菌血症の併発を
　　重症者で経験している
しかし
　対応はいつもの ICU での感染症診療と同じ印象

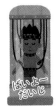

　COVID-19 病棟でも望まれること
　・血液培養 2 セット
　・必要な培養採取
　・原則に従った感染症診断治療

図66 抗菌薬使う? 使わない?③

COVID-19 確定してる症例つづき
抗菌薬が開始された場合でも…

喀痰培養が陰性
＋臨床経過から細菌感染の可能性が乏しい

⇒抗菌薬の一旦中止を検討

▶こんな報告も！
　2 次細菌感染は少ない（8% ほど）にもかかわらず
　　72％以上に広域抗菌薬が投与

図67 抗菌薬使う? 使わない?④[66]

- 結節影 6/20, halo-sign/cavity 形成が 2/20
- 残りは全て COVID-19 間質性肺炎と区別できず
- BAL 培養陽性は 16/22（72.7％）
- BAL ガラクトマンナン陽性 14/21（66.7％）
- 血清ガラクトマンナン陽性 6/28（21.4％）
- 死亡 21/33（63.6％）

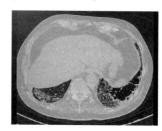

図 68 アスペルギルスに注意[55]

　なるため院内肺炎や ICU 合併症対策をしっかり行うことが大事です．

　図 68 の画像は自験例です．レアな事象かもしれませんが，バリシチニブ，トシリズマブ，ステロイドが入っているケースでは少なからずアスペルギルスの報告もあります[55]．肺にブラがあり肺構造が壊れている症例ですが，ブラを中心に陰影が広がり，抗菌薬を使っても悪化しました．なかなか診断が難しく，過去の報告でも COVID-19 合併のアスペルギルスは血清ガラクトマンナンの陽性率が低いとされています．BAL をすれば陽性率は上がりますが，日本の現状でコロナ陽性患者に BAL を積極的にやることに理解を得るのは難しいかもしれません．死亡率も高いです．したがって抗菌薬を投与してもあまり効果がなく，免疫抑制薬を複数使用していて，肺の構造変化があるようなケースでは血清診断の結果によらず，エンピリックな抗真菌薬の使用が必要なことがあります．

　しかし，ワクチンが普及して，オミクロン株になってきてから，明らかに死亡率は低下してきています[35]（図 69）．臨床像の変化は顕著です．それはオミクロン株に変わったこともももちろん要因としてはありますが，何よりワクチンの効果が大きいです[36]（図 70）．

JCOPY 498-02144

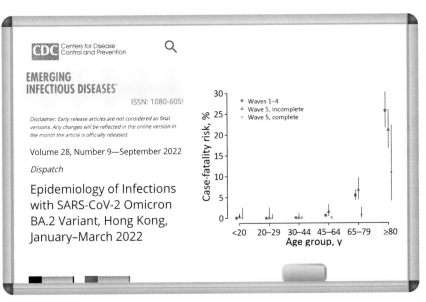

図69 報告①[35]

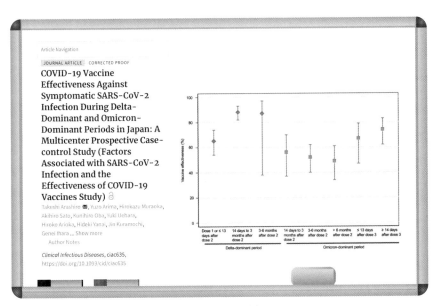

図70 報告②[36]

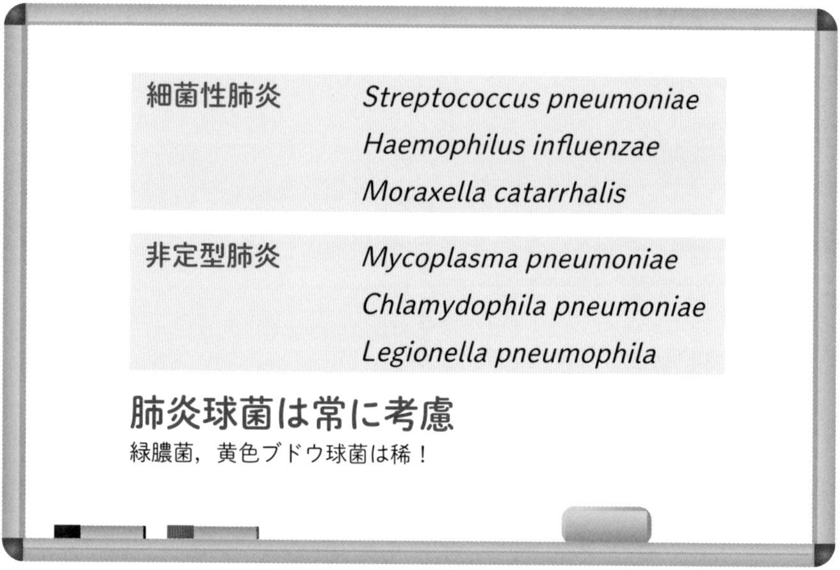

細菌性肺炎	Streptococcus pneumoniae
	Haemophilus influenzae
	Moraxella catarrhalis
非定型肺炎	Mycoplasma pneumoniae
	Chlamydophila pneumoniae
	Legionella pneumophila

肺炎球菌は常に考慮

緑膿菌，黄色ブドウ球菌は稀！

図71 市中肺炎 の原因微生物

　臨床像を変えたのはワクチンです．当初，川村先生が今回提示してくれたように，発症から時間が経ってから自己免疫的な機序で肺炎が起きてきて，だからこそステロイドなどを使っていたのですが，最近の傾向では細菌感染を合併してくるケースが増えています（p.156 の図40, 図41 を参照）．ゆえに，重症化した場合のステロイドや免疫抑制薬は以前よりも慎重に検証してから使わないといけません．

　その際に重要な知識は市中肺炎や院内肺炎の知識です（図71）．

　どんな微生物が原因菌になるのか，患者背景によっては特殊な微生物が原因菌となることもあります（図72）．先ほどのレジオネラの症例だけでなく，インフルエンザ後に例外的に増える黄色ブドウ球菌には注意が必要です．こうした知識をもとに抗菌薬を選んでいく必要があります．

　明らかなウイルス肺炎であれば使わないけれども，臨床経過の中で細菌感染を疑えば使うこともあるというのが答えです（p.178 の図65 参照）．

　ステロイドの投与量に関しては前述のとおり RECOVERY 試験[42]を根拠にデキサメタゾン 6 mg が標準治療ですが，本当の至適用量がどのくらいなのかはまだ未解決問題だと思います（図73）．2 mg/kg メチ

・アルコール依存……クレブシエラ，口腔内嫌気性菌
・鳥の曝露……………オウム病
・水，土壌曝露………レジオネラ
・動物曝露……………Q熱
・肺の構造変化………緑膿菌
・インフルエンザ後…黄色ブドウ球菌，インフルエンザ菌

図72 特殊な微生物は背景が大切！

RECOVERY 試験の結果は COVID-19 の重症肺炎はステロイド反応性があるということを示しているが至適用量は不明である

ステロイド
m PSL 2 mg /kg や
パルス療法

- 小規模の RCT で，mPSL 2 mg /kg を 5日で半減
改善は早く人工呼吸の回避率が高い
生命予後は変えない
- パルス療法が生命予後を改善するという観察研究などあるが，エビデンスの質は低い

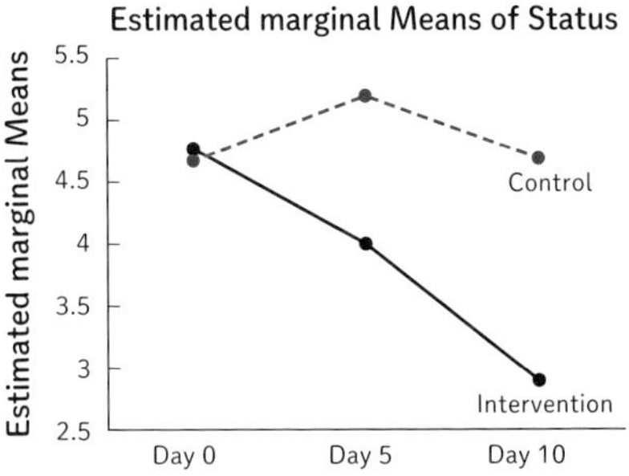
Estimated marginal Means of Status
Estimated marginal Means
5.5
5
4.5
4
3.5
3
2.5
Day 0
Day 5
Day 10
Control
Intervention

図73 ステロイドはデキサメタゾンでなければダメか？

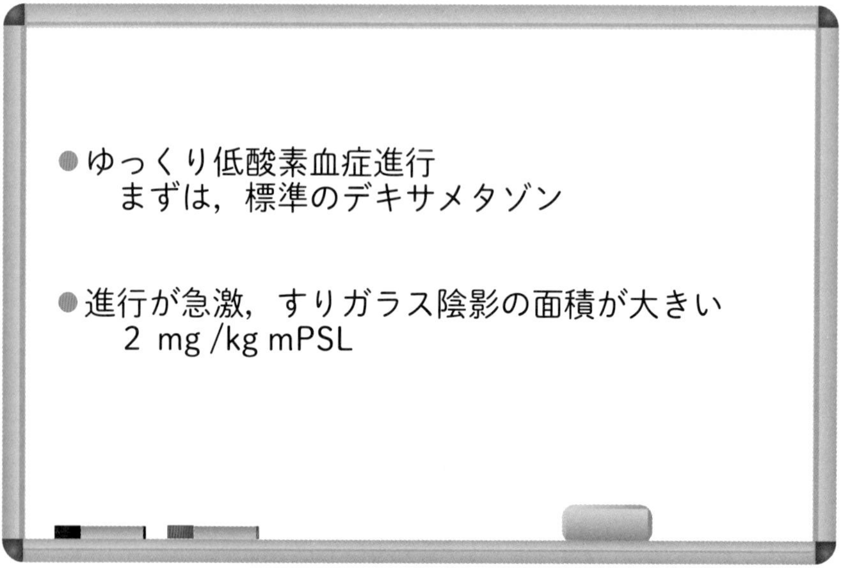

● ゆっくり低酸素血症進行
　　まずは，標準のデキサメタゾン

● 進行が急激，すりガラス陰影の面積が大きい
　　2 mg /kg mPSL

図74 ステロイドを岡はこうしていた

　ルプレドニゾロンの方が少し効果が高いとする小規模試験の報告もあれ
ば[56]，デキサメタゾン 20 mg で効果に差異がなかった[57]と示す報告も
あります．

　実際に私がどうしているかというと，基本的には標準量のデキサメタ
ゾンを使いますが，従来タイプの重症化であまりにも急速にすりガラス
影が広がるようなケースでは気持ち多めのステロイドを使うケースもあ
りました（図74）．

　まとめますと，コロナ後の肺炎診療は，市中肺炎や院内肺炎の知識に
びまん性肺疾患と COVID-19 の知識が加わっているだけです（図75）．
基本がしっかりできていることが重要ということです．

JCOPY 498-02144

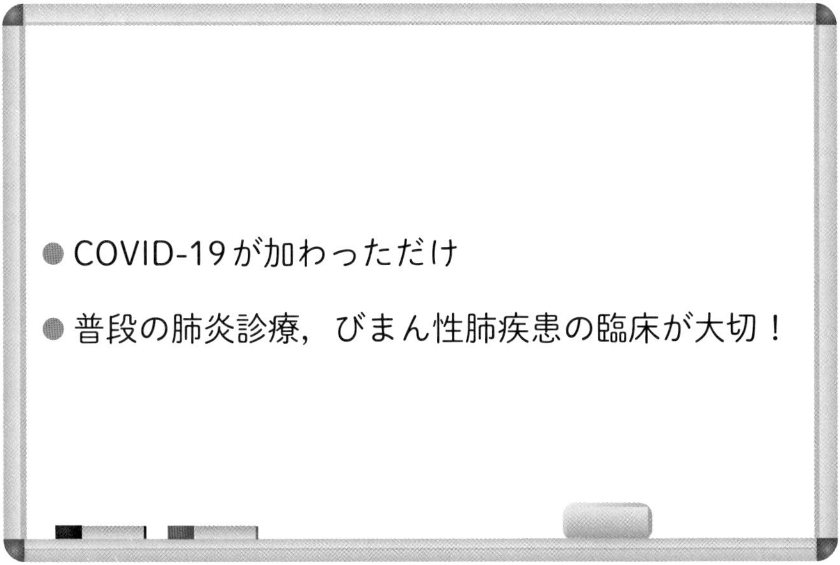

- COVID-19が加わっただけ

- 普段の肺炎診療，びまん性肺疾患の臨床が大切！

図 75 COVID-19時代の市中肺炎　Take home message

■ 症例⑥: 免疫不全のある 70 歳代女性

長谷川 　症例⑥は 70 歳代女性，来院 1 年前に濾胞性リンパ腫と診断され，アルキル化剤のベンダムスチン，抗 CD20 モノクローナル抗体のリツキシマブによる BR 療法が開始されています（図76）．来院 1 カ月前に BR 療法 4 コース目が施行されています．来院 7 日前に 38℃台の発熱が出現しました．来院当日に呼吸困難が出現し，当院を受診し新型コロナウイルス感染症と診断されました．この時，胸部 CT 検査で両側すりガラス陰影を認めたため，当科入院となりました．既往歴は濾胞性リンパ腫以外に左乳がん（左乳房全摘）です．新型コロナウイルスワクチンは 3 回接種済みで来院 1 カ月前に 3 回目を接種していました．

岡 　この症例は免疫不全のあるケースです．

長谷川 　来院時身体所見ですが，バイタルサインは室内気で SpO_2 の低下などなく，特記すべき事項はありませんでした．そのほかの身体所見も特記すべきことはありませんでした（図77）．

　　図78 は来院時の検査所見です．血球減少と凝固異常がありますが，

【現病歴】20XX－1年に，濾胞性リンパ腫と診断され，ベンダムスチン+リツキシマブ（BR療法）が開始された
　　　　20XX年2月にBR療法4コース目が施行された
　　　　20XX年3月Y日，38℃台の発熱が出現した
　　　　Y+7日に呼吸困難が出現し，当院を受診し，新型コロナウイルス感染症（オミクロン株BA2.0）と診断された
　　　　胸部CT検査で両側すりガラス陰影があり，加療目的に当科入院となった

【既往歴】左乳がん（左乳房全摘術後）

【COVID-19ワクチン】3回接種（3回目: 20XX年2月）

図76 症例⑥70歳代女性

JCOPY 498-02144

【バイタルサイン】体温 37.0℃，脈拍 98/分，血圧 117/77 mmHg
　　　　　　　　呼吸数 16/分，SpO₂ 96%（室内気）
【神　　経】意識清明
【頭頸部】眼瞼結膜と眼球結膜に特記事項なし
　　　　　口腔内に特記事項なし
【胸　　部】正常肺胞呼吸音，ラ音聴取せず
　　　　　心音整，心雑音聴取せず
【腹　　部】平坦，軟
　　　　　圧痛なし，肝叩打痛なし，Murphy徴候なし
【背　　部】CVA叩打痛なし，脊柱叩打痛なし
【四　　肢】皮疹なし，関節腫脹なし，浮腫なし

図77 症例⑥の来院時身体所見

血算			凝固			生化学		
白血球	1,400 /μL	↓	APTT	33.6 秒		TP	6.0 g/dL	↓
BAND	2.0 %		PT%	130 %以上	↑	ALB	3.4 g/dL	↓
SEG	71.0 %		PT-INR	0.81	↓	AST	46 U/L	
MONO	12.0 %		FIB	409 mg/mL	↑	ALT	24 U/L	↑
LYMPH	15.0 %		血中FDP	7.90 μg/mL	↑	LDH	457 U/L	↑
赤血球	371万 /μL	↓				ALP	72 U/L	↑
Hb	11.7 g/dL		免疫学的検査			γ-GTP	35 U/L	↑
HCT	34.1 %	↓				Cr	0.56 mg/dL	
MCV	91.9 fL		プロカルシトニン	0.1 ng/mL		BUN	16 mg/dL	
MCH	31.5 pg		βD-グルカン	5.0 pg/mL以下		Na	136 mEq/L	↓
MCHC	34.3 %		COVID-19 Ag	84.1 COI	↑	Cl	103 mEq/L	
血小板	2.9万 /μL	↓				K	4.2 mEq/L	
						Ca	8.3 mEq/L	
						IP	2.8 mg/dL	
						T-Bil	0.5 mg/dL	
						CRP	2.96 mg/dL	↑

図78 症例⑥の来院時検査所見

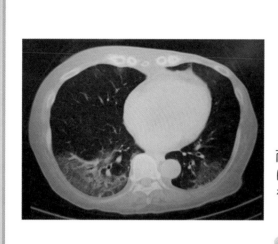

両側中〜下葉背側にすりガラス陰影を認める

図 79 症例⑥の入院時胸部CT画像

これらは COVID-19 感染前と大きく変わらないデータです．肝・胆道系酵素も特に大きな変化はありませんでした．CRP は 2.96 mg/dL と軽度上昇していました．COVID-19 の抗原検査が陽性となっています．

　図 79 は来院時の胸部 CT 画像です．両側の中〜下葉背側にすりガラス陰影を認めました．

岡　これは典型的な COVID-19 の肺炎像ですね．このように，ワクチンはしっかり打っていても，基礎疾患によっては重症化してしまうケースをたびたび目にしています．臨床像としても従来型の重症化に近いと思いますがどのように考えましたか．

長谷川　ここまでみて，COVID-19 の中等症と判断しました．治療薬についてはいくつかの候補が挙がりました．まずはニルマトレルビル / リトナビル内服を考えましたが，この方は真菌予防にフルコナゾールを内服しており，これはニルマトレルビル / リトナビルの併用注意薬の 1 つです．また，呼吸困難や食事摂取量低下もあり，点滴での補液が必要だと判断しました．点滴を行うことと，併用注意薬があることを合わせて鑑み，レムデシビルによる治療が最適だと考えました．

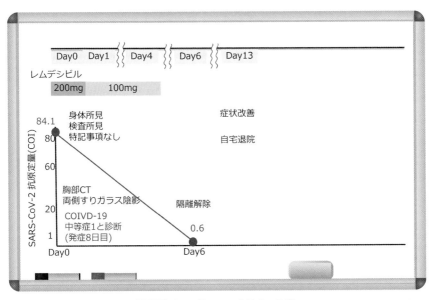

図80 症例⑥の入院後経過①

岡　フルコナゾールは濾胞性リンパ腫の真菌感染予防に対するものだと思いますので必要性が高いかどうかは微妙なところで，いったん中止することもできなくはないです．つまりニルマトレルビル/リトナビルを使うこともできるのですが，脱水がありいずれにせよ点滴が必要だと判断されたため，それなら点滴薬であるレムデシビルでもよいということですね．そういった治療方針もありうるでしょう．

長谷川　図80が入院後の経過です．レムデシビル5日間投与が開始されました．治療開始後，SpO_2の悪化などは認めず，経過は良好でした．入院第6病日にコロナ抗原検査も陰性化し，隔離解除となりました．入院13日目に症状も改善したため自宅退院となりました．

岡　6日目に陰性化の確認をしたのはなぜですか．

長谷川　発症から10日目以降ということで隔離解除基準を満たすかどうか確認したかったからです．この時，病床が非常にひっ迫しており，一刻も早く隔離解除できる人はしてほしいという要請がありました．

岡　基本的に隔離解除のためにPCRや抗原検査での陰性をみる必要はなく，重症例と免疫不全のあるケースを除いて症状から何日経過したかという

	厚生労働省	CDC
無症状	陽性となった検体採取日から7日経過し、8日目に解除可能とする	発症してから5日まで隔離10日目まではマスクで感染予防は必要
軽症	発症日から10日間経過し、かつ、症状軽快後72時間経過した後、退院可能とする	発症してから5日までは隔離し、かつ症状軽快から24時間後まで10日目まではマスクで感染予防は必要
中等症	発症日から10日間経過し、かつ、症状軽快後72時間経過した後、退院可能とする	少なくとも発症10日目までは隔離は必要
重症	発症日から15日間経過し、かつ、症状軽快後72時間経過した場合（発症日から20日経過した後も、適切な感染予防は必要）	発症10日目までは隔離は必要場合によっては、発症20日経過し、症状改善24時間後まで隔離
免疫不全者	隔離解除の基準については定まっていない感染症科医に相談となっている	発症20日目まで隔離は必要隔離解除前に検査、感染症医の検討が必要

図81 隔離解除基準

基準で解除してよかったはずです．ただし，今回は病棟内での移動があることと，免疫不全の既往があるため陰性化を確認したということです．

長谷川　隔離解除基準に関して図81にまとめました．厚生労働省[58]とCDCの基準[59]です．まず，今回のケースの中等症Iをみてみます．厚生労働省は「発症日から10日間経過し，かつ症状軽快後72時間経過した後，退院可能とする」となっています．CDCの基準では，「少なくとも発症10日目までは隔離が必要」となっています．これらの基準としては，このケースも隔離解除可能と考えられますが，濾胞性リンパ腫に対してリツキシマブを使用しており，免疫不全の背景があります．厚生労働省の基準に関しては免疫不全者の隔離解除基準が定まっておらず．感染症専門医に相談となっていました．

岡　国によって違いがあるだけでなく，基準もどんどん変わっていくため，私も記憶はできませんので毎回見るようにしています．強調しておきたいのは，一般的にはウイルスの陰性をみるための検査はルーチンには必要ないということです．ただし，重症者と免疫不全のあるケースは微妙なところです．そうしたケースに関しては検査をせずに隔離解除してよ

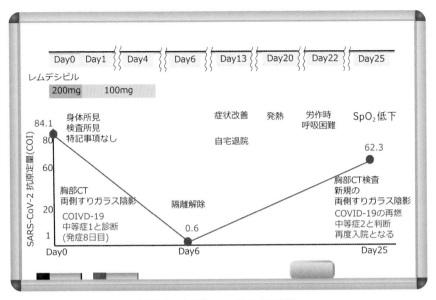

図82 症例⑥の入院後経過②

いかどうかは議論のあるところで，厚労省やCDCの基準に照らし合わせると，免疫不全者に該当するため院内で個室管理は続けたまま検査を行いました．ただし，PCR検査だと感染力がなくても陽性になりうるため抗原検査を行いました．このあたりの対応は施設間格差もあるかと思いますし，絶対的な答えはないかもしれませんが，公的機関からのこうした基準をもとに考えていくしかありません．少なくともルーチンでのPCR検査での陰性などの確認は全く必要ないということは覚えておいてください．

長谷川 発症から20日経過という基準は満たしていませんでしたが，症状の改善と，抗原検査で陰性化したことにより，当時病床がひっ迫していたためコロナ病棟での隔離を解除しました．この方は特にADLの低下もなく，体力もあり，また同居人が全員陽性だったこともあり，自宅退院可能と考えました．

岡 いいでしょう．

長谷川 しかし，退院1週間後に発熱をきたしました．その後，労作時呼吸困難が出現したため再度当院受診となりました（図82）．この際，SpO₂の

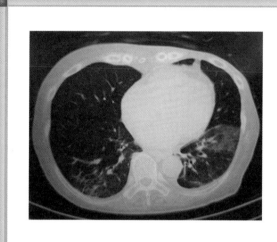

左下葉に新規の
すりガラス陰影を
認める

図83 症例⑥の胸部CT画像（Day 25）

低下を認め，胸部 CT 検査で新規の両側すりガラス陰影を左下葉に認めました（図 83）.

岡　悩ましいですね．新しい場所に陰影が出ていたということですか．肺の陰影画像は比較的長く続くので，画像上陰影を認めても，必ずしもアクティブな肺炎があるとは限りません．ただし新規にできていれば注意です．一般的には再感染に関してはどう考えますか.

長谷川　この方の場合は一度陰性化した抗原検査で値が 62.3 と再上昇していることを踏まえて再感染と判断しました.

岡　基本的には短期間の免疫ができるため，感染後の 3 カ月間は再感染はないというのが以前は一般的な考え方でした．特に，その 3 カ月間の再検査は積極的に推奨されてはいませんでした．こうした時に PCR 検査をしてしまうと感染性はないのに持続陽性となっている場合との区別がつきません．今回使った抗原検査であれば感染力がなくなるとすぐに陰性化するため持続陽性の可能性は下がります．ただし検査だけで決定するのではなく大事なのは臨床像からの判断です．また，この患者は中和抗体が上昇しにくい免疫不全者です．しかもオミクロン株は免疫を回避す

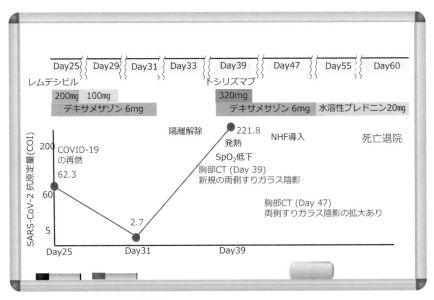

図 84 症例⑥の再入院後経過

る特徴があります．基本的には3カ月間の再感染は考えにくいのですが，高度免疫不全者に関しては再感染も実際に経験しています．臨床像から再感染を疑った場合は再検査が必要ですが，その際には PCR 検査をするのではなく，抗原検査を使う方がよいということです．

さて再感染してしまったこの方はその後どうなりましたか．

長谷川　再入院後の経過です（図84）．SpO_2 の低下と新規のすりガラス陰影があったため，COVID-19 の中等症Ⅱと判断し，レムデシビル5日間とデキサメタゾン6 mg の投与を開始しました．治療期間満了時点では患者の自覚症状やバイタルサイン悪化を認めず，改善をみていました．この時の抗原検査は2.7まで下がったものの，陰性化はしていませんでした．やはりここでも隔離解除するかどうか議論を呼びましたが，病床ひっ迫状況であったため，コロナ病棟での隔離を解除し一般病棟個室で様子をみることにしていました．ところが，39日目に病棟内で発熱，SpO_2 低下を認めました．この低下について精査し，再度胸部 CT 検査をしたところ，新たな両側すりガラス陰影を認めました（図85）．

両側上・中・下葉に新規のすりガラス陰影を認めました．COVID-19

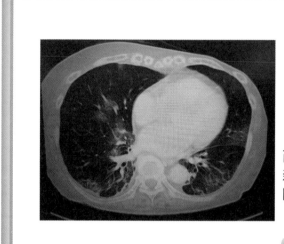

両側上〜下葉に
新規のすりガラス
陰影を認める

図85 症例⑥の胸部CT画像（Day 39）

の再燃を疑い抗原検査をしたところ，定量が 221.8 まで上昇していました.

岡　両側に陰影が出てきていて，リバウンドを考えてもよいと思いますが，そのほかの原因の可能性との十分な鑑別はできていますか.

長谷川　例えばこの方は免疫不全者で，両側すりガラス陰影といえばニューモシスチス肺炎も鑑別に挙がりますが，β-D グルカンの測定で陰性であったこと，内服で予防目的のバクタ®（ST 合剤）も飲んでいたことから，ニューモシスチス肺炎は考えにくいと思いました.

岡　本当は診断のために気管支鏡をすべきところですが，コロナ禍では難しいかもしれません. β-D グルカンは報告ではニューモシスチス肺炎に関してはある程度感度も高いとされています. また，ST 合剤投与されているケースということでかなり考えにくいということですね. そのほかの感染症や薬剤性肺炎なども除外されたのですか.

長谷川　薬剤性肺炎についても，内服していたバクタ® をサムチレール®（アトバコン）に変更しても速やかな改善を認めなかったため，鑑別の上位には挙がりにくいと考えました.

JCOPY 498-02144

岡 考えうる薬剤の変更をしても改善が認められなったのですね．消去法で COVID-19 しか考えられないという状況です．

長谷川 はい，消去法で COVID-19 再燃と判断しました．

岡 びまん性肺疾患の鑑別が重要になります．さすがに免疫不全者において自己免疫性疾患の発症はないと思いますが，過敏性肺臓炎，塵肺や薬剤性，一部の感染症などをすべて除外して確定するという，ふだんのびまん性肺疾患の診療姿勢が重要ということです．今回はその結果，コロナしか残らなかったということですね．

長谷川 トシリズマブとデキサメタゾン 6 mg を再開しました．

岡 重症例と考えて対応したのですね．

長谷川 47 日目に酸素マスクでは SpO_2 が保てないと判断し，ネーザルハイフローを挿入しましたが，その後の改善は乏しく，発症から 60 日目に死亡退院となってしまいました．

岡 この方は，途中で完全に緩和治療が目的になってしまったケースでした．これは非常に特殊でレアなケースだと思います．ただ実際にこういうこともあるのです．どうしてこうなってしまったかの考察はどうでしょうか．

長谷川 この方に関しては，まず濾胞性リンパ腫に対してリツキシマブを投与していたことが重要です．

岡 抗 CD20 モノクローナル抗体を使用している患者の死亡例は私たちも何度かみてきています．この方はワクチンも接種していましたが，なにか免疫不全に対してできることはありませんでしたか．

長谷川 まず，ワクチンとリツキシマブの関係については，過去 12 カ月以内にリツキシマブなどによる治療を受けた患者では，ワクチン接種後 28 日までにコロナウイルスに対する抗体の産生が認められなかったという報告があります[60]（図 86）．この方も 12 カ月以内にリツキシマブを投与されており，その同月にワクチン接種している状態でした．ワクチンの効果を十分に得られなかった症例だったと考えられます．

岡 日本では行われていませんが，海外では mRNA ワクチンの基礎接種は，免疫不全の場合 2 回ではなく 3 回行うという推奨も出ています[61]．そのくらいワクチンによる免疫がつきにくいということです．何か補完するための方法はありませんでしたか．

・B細胞は，ウイルスに対する抗体産生に関与する細胞である

・過去12カ月以内に抗CD20抗体療法（リツキシマブなど）を受けた患者では，新型コロナウイルスワクチン接種後28日までにSARS-CoV-2に対する抗体の産生が認められなかったという報告がある

・一方で,化学療法を受けていない悪性リンパ腫患者では,新型コロナウイルスワクチン接種後28日までに，抗体の産生は認められた
しかし，健康な成人と比べると抗体産生数は有意に低かった

図86 新型コロナウイルスワクチンの有効性について[60)]

長谷川　当時は存在しなかったのですが，現在はエバシェルド®（チキサゲビマブ / シルガビマブ）という筋注製剤の中和抗体薬があります．

岡　いわゆる受動免疫に近い形ですね．曝露後の発症前に予防的な投与をするというのが１つの手かもしれません．

長谷川　図87 は NEJM に報告されたチキサゲビマブ / シルガビマブが COVID-19 の発症予防に有効であることを示した論文です[62)]．ワクチンの効果が十分に得られない人を対象にチキサゲビマブ / シルガビマブを投与した群とプラセボ群の比較で，投与群の方が相対リスクが大幅に減少したというデータになっています．

岡　もしタイムリーにこの薬にアクセスできていれば，この患者は適応になった可能性が高いですね．何らかの形で予防していった方がよかったのですが，当時はこの薬がありませんでした．さて一方で，この薬の懸念点は何ですか．

長谷川　この薬は試験当時の BA.2 株には有効でしたが，現在世界で流行している BQ 株には有効性が示せていないことが懸念点です．

岡　その懸念はありますが，まだ in vitro のデータしか出ていません[63)]．他

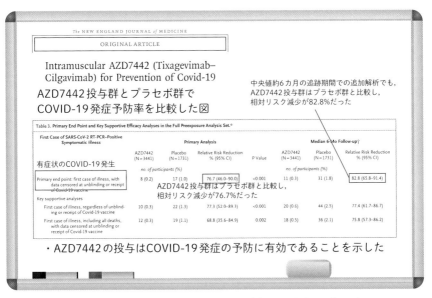

The NEW ENGLAND JOURNAL of MEDICINE

ORIGINAL ARTICLE

Intramuscular AZD7442 (Tixagevimab–
Cilgavimab) for Prevention of Covid-19

AZD7442投与群とプラセボ群で
COVID-19発症予防率を比較した図

中央値約6カ月の追跡期間での追加解析でも，
AZD7442投与群はプラセボ群と比較し，
相対リスク減少が82.8%だった

Table 3. Primary End Point and Key Supportive Efficacy Analyses in the Full Preexposure Analysis Set.*

First Case of SARS-CoV-2 RT-PCR–Positive Symptomatic Illness	Primary Analysis				Median 6-Mo Follow-up†		
有症状のCOVID-19発生	AZD7442 (N=3441)	Placebo (N=1731)	Relative Risk Reduction % (95% CI)	P Value	AZD7442 (N=3441)	Placebo (N=1731)	Relative Risk Reduction % (95% CI)
	no. of participants (%)				no. of participants (%)		
Primary end point: first case of illness, with data censored at unblinding or receipt of Covid-19 vaccine	8 (0.2)	17 (1.0)	76.7 (46.0–90.0)	<0.001	11 (0.3)	31 (1.8)	82.8 (65.8–91.4)
Key supportive analyses							
First case of illness, regardless of unblinding or receipt of Covid-19 vaccine	10 (0.3)	22 (1.3)	77.3 (52.0–89.3)	<0.001	20 (0.6)	44 (2.5)	77.4 (61.7–86.7)
First case of illness, including all deaths, with data censored at unblinding or receipt of Covid-19 vaccine	12 (0.3)	19 (1.1)	68.8 (35.6–84.9)	0.002	18 (0.5)	36 (2.1)	75.8 (57.3–86.2)

AZD7442投与群はプラセボ群と比較し，
相対リスク減少が76.7%だった

・AZD7442の投与はCOVID-19発症の予防に有効であることを示した

図87 AZD7442（チキサゲビマブ/シルガビマブ）が
COVID-19の発症予防に有効であることを示した論文[62]

に選択肢がない場合，この薬剤の適応になる患者はリスクも高いため，現状ではまだ NIH もこの薬剤の推奨度は変えておらず，使ってもよいとしています（注：2023年2月に推奨が取り消されています）．これから，新しい抗体薬が必要かもしれません．

■ 症例⑦: 施設内でのクラスター感染した 50 歳代男性

河合　症例⑦は 50 歳代男性です（図 88）．発熱と酸素飽和度の低下で受診，入院となりました．現病歴としては精神発達遅滞があり施設入所している方で，施設内でオミクロン株流行下にクラスターが起きている状況でした．2 日前から発熱し，SpO$_2$ が 85％まで低下し，その後も改善がみられずさらに低下したため当科入院となりました．

　ワクチンは 3 回接種済み，精神発達遅滞のためバルプロ酸，レベチラセタム，クエチアピンを内服しています．

　来院時のバイタルは血圧・脈拍共に大きく崩れてはいませんでしたが，SpO$_2$ は酸素 6 L/ 分投与で 90％と低下していました．発熱も認めています．身体所見では右側胸部で coarse crackle を聴取しました（図 89）．

　血液検査では特記すべき事項としては炎症反応が高かったこと，軽度の凝固障害を認めていました（図 90）．臓器障害などははっきりしたものはありませんでしたが，CRP も 23 mg/dL と著明に高くなっていました．尿検査は異常なく，入院時に吸引痰のグラム染色を行いましたが

【症例】50 歳代　男性

【主訴】発熱，SpO$_2$ 低下

【現病歴】精神発達遅滞があり施設入所している
　施設内でCOVID-19（オミクロン株流行下）のクラスターが起きていた
　2 日前から発熱し，SpO$_2$ が 85％まで低下した
　その後も酸素化が改善せず，SpO$_2$ が 75％まで低下したため入院となった

【ワクチン接種歴】3 回接種

【既往歴・併存症】精神発達遅滞がありコミュニケーションはとれない．

【内服歴】バルプロ酸，レベチラセタム，クエチアピン

【生活歴】ADL全介助

図88 症例⑦50歳代男性

【バイタル】

血圧 130/87 mmHg，脈拍数 91/分，呼吸数 20/分

SpO$_2$ 90%（酸素6L/分），体温 38.1℃

【身体診察】

胸部：呼吸音右側胸部でcoarse crackle聴取，心音 異常なし

腹部：平坦 軟

下腿浮腫なし，褥瘡なし

図89 症例⑦の身体所見

血腫			生化学			尿検査	
WBC	18000 /μL	↑	TP	7 g/dL		蛋白	（+）
RBC	416 万/μL		Alb	3.1 g/dL	↓	糖	（−）
Hb	12.8 g/dL		CK	310 U/L		ウロビリノーゲン	（+）
Ht	38.6 %		AST	124 U/L	↑	ビリルビン	（−）
Plt	6.6 万/μL	↓	ALT	23 U/L		ケトン体	（−）
〈血液像〉			LD	422 U/L	↑	白血球	（−）
Neut	84.9 %	↑	ALP	42 U/L		亜硝酸塩	（−）
Ly	6.4 %	↓	γ-GT	27 U/L		潜血	（+）
Mo	9.1 %	↑	Cre	1.24 mg/dL			
Eo	0.1 %		UN	20 mg/dL			
Ba	0.1 %		Na	136 mEq/L	↓		
			Cl	136 mEq/L	↑		
凝固			K	4.1 mEq/L	↑		
APTT	51.2 秒	↑	T-Bill	0.7 mg/dL			
PT（sec）	15.4 秒	↑	CRP	23.04 mg/dL			
PT%	78 %						
PT-INT	1.16	↑					
D-dimer	2.98 μg/mL	↑					

血液培養：陰性

喀痰細菌検査

塗抹Geckler:4
　　GPC cluster 3 + WBC3 +
培養MSSA

図90 症例⑦の検査所見

Geckler4 の良質な痰でブドウ状のグラム陽性球菌が有意に見えている状況でした.

岡　そうするとこの患者は COVID-19 の診断確定でよろしいですか. 検査は陽性でしたか.

河合　施設内でクラスターが発生しているため確定でよいと思います. 検査は, 当院受診時に抗原検査を行い陽性でした.

岡　問題なさそうですね. では COVID-19 だとして重症度はどうでしょうか.

河合　SpO_2 の低下があるため, 中等症 II になるかと思います.

岡　呼吸回数をみるのも大事ですよ.

河合　呼吸回数は 20 回 / 分程度です.

岡　ちょっと速いですね. 他のバイタルサインはどうでしょうか.

河合　SpO_2 の低下以外は, 特にありませんでした.

岡　あとは身体所見として片側に coarse crackle が入るということですね. 肺炎はありそうです.

　　　血液データをみる際は発症してからの日数がポイントです. このケースはどのくらいですか.

河合　発症から 2, 3 日です.

岡　ワクチン 3 回という重症化予防に必要な回数をしっかり接種してる方にもかかわらず, 肺炎が疑われる臨床像で, 発症 2 日目です. COVID-19 重症化が起きる場合は両側に異常が出てくること, 最重症になるまで炎症反応はそれほど上がらない, また, 発症から早くても 5 日, 通常 7〜10 日経ってから悪化してくる特徴がありました. 一方でこの症例は発症からわずか数日で悪化してきています. このあたりをどう考えますか.

河合　COVID-19 による SpO_2 低下というよりは細菌性肺炎の合併を強く疑います.

岡　つまりこれは, ワクチン・オミクロン株普及後の典型的な細菌性肺炎の合併による重症化パターンということですね. そうするとやるべき対応はどんなことでしょうか.

河合　細菌性肺炎として抗菌薬治療が必要だと思いました. 施設入所者のため院内肺炎として考えると起因菌としては腸内細菌, 緑膿菌, 次いで黄色ブドウ球菌などが考えられます.

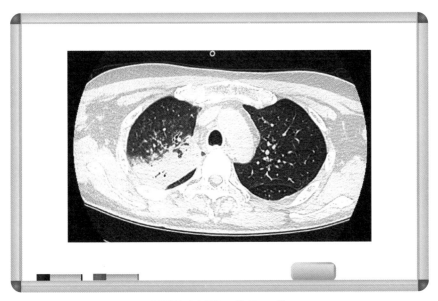

図91 症例⑦の胸部CT像

岡　純粋な市中肺炎として肺炎球菌やインフルエンザ桿菌ではなく，院内肺炎ではどちらかというとグラム陰性菌が中心，加えて場合によっては黄色ブドウ球菌が絡んでくるということですが，COVID-19 合併という特殊性から考えるとどうですか．

河合　やはり黄色ブドウ球菌の合併頻度は高いと考えられます．

岡　この方の画像診断はどうですか．

河合　画像は，右側優位に浸潤影となっています（図91）．

岡　左にはほとんど陰影が出ていませんね．右側上肺野の crackle を聴取した辺り S2 に浸潤影が見えています．

河合　はい．画像でも片側に陰影が広がっています．

岡　この患者の重症度の判断は気をつけたほうがよさそうですね．呼吸が悪化していることに加えて，採血データで造血障害が出ていませんか．炎症反応が高くなっているだけでなく，血小板が減少しています．もともとそういったことがある方ではないですよね？（図90）

河合　そうですね，もともとそういった指摘はされていません．

岡　では造血障害と考えてよいでしょう．腎機能低下や肝障害がありそうだ

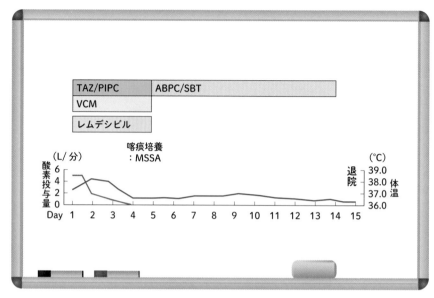

図92 症例⑦の経過

といった，臓器障害の異常データも重くとらえなければいけません．血小板が下がっているということは，肺炎だけでなく敗血症になっているため，重症度が高いかもしれないと考える必要があります．さて対応はどうしますか．

河合　痰培養と血液培養を取って抗菌薬を開始しました．

岡　グラム染色の結果はどうでしたか．

河合　ブドウ状のグラム陽性球菌が有意に見えていました．痰の質はミクロでGeckler 4 です．この段階で強く疑うのは黄色ブドウ球菌です．

岡　そうですね．では治療経過をみてみましょう．図92 には MSSA と書いてありますが，実際の診療では，みただけではわかりませんので培養感受性がわかるまでエンピリックな治療が必要かもしれません．

河合　まずはグラム染色でよく見えていることから MRSA を疑うためバンコマイシンは必須だと思いました．

岡　感受性がわかるまで MRSA をカバーするためですね．

河合　そしてグラム陰性菌のカバーとしてはメロペネムも考慮されますが，バルプロ酸の併用禁忌があるため，タゾバクタム / ピペラシリンで開始し

ました．

岡 腸内細菌や緑膿菌などをカバーした方がよさそうなケースですね．その際，絶対的に有意だと考えられる場合や最重症例を除いて基本的にカルバペネムは用いず極力避けた方がよいでしょう．この方は最近の抗菌薬使用歴はありませんでしたか．何か耐性菌の定着などはありませんか．

河合 確認できる範囲では特にありません．

岡 それならばタゾバクタム / ピペラシリンでも問題ないですね．複数の抗てんかん薬も内服しているので，バルプロ酸を中止するのは神経専門医と相談した方がよいでしょう．やめていいのかどうかは微妙なところで判断が難しいです．

　グラム染色で見えなくてもグラム陰性菌のカバーは必要ですか．

河合 必要だと思います．

岡 グラム染色には限界があり，感度は必ずしも高くありません．むしろ，一面にブドウ球菌が見えているならばバンコマイシンを使う方がよいかもしれませんが，グラム染色所見のみでバンコマイシンに絞るというのはちょっと危険かもしれません．ということで併用が正解でしょう．COVID-19 の治療はどうしたのですか．

河合 この方はレムデシビルのみとしました．

岡 それはなぜでしょうか．

河合 酸素化低下の主要な原因として細菌性肺炎の方が強いと考えたからです．その状況ではステロイドを積極的に投与しない方がよいと思いました．

岡 そうですね．ステロイドの有効性を示している試験はどれもオミクロン前の明らかなウイルス性肺炎に対して行われたものです．今，オミクロン株流行下で細菌性肺炎と考えられる時にもステロイドを使うべきなのかは悩ましいです．一方で，COVID-19 に感染していることは間違いない状況です．発症早期のため抗ウイルス薬を使うと判断しています．オミクロン株・ワクチン接種が普及した時代のコロナ重症化は，ステロイドや IL-6 阻害薬のような免疫抑制薬は，以前のように躊躇せず入れることはできなくなりました．細菌感染をしっかりカバーしながら併用するというのは考え方としてはありだと思いますが，使いたくないと思うのも事実だと思います．今回は使わなかったということでその後の経過を見ていきましょう．

【診断】新規の胸部陰影，発熱，喀痰増加，白血球増加・減少

【起因菌】
　　腸内細菌，緑膿菌，アシネトバクター，黄色ブドウ球菌
　　耐性菌リスク：90 日以内の抗菌薬使用，2 日以上の入院，
　　　　　　　　　　免疫抑制状態，活動性低下や歩行困難，
　　　　　　　　　　経管栄養など

院内肺炎を疑ったら……
・下気道から培養採取，グラム染色で確認する
・経験的治療を開始
・適切な経過観察

図93 院内肺炎

河合　培養結果が MSSA と判明したためアンピシリン/スルバクタムに変更して MSSA の細菌性肺炎として 14 日間の治療を行いました．すぐに酸素投与の必要はなくなり，発熱も改善し，15 日目に退院となっています．

岡　ここまでの話でおわかりの通り，COVID-19 というよりも，それをきっかけに悪化した院内肺炎・施設関連肺炎そのものです．つまり，現在ではコロナだけを考えて診療すればいいのではなく，もともとの一般的な院内感染症や市中肺炎の対応が問われる状況です．

河合　院内肺炎について図93 にまとめました．診断は，新規の胸部陰影と発熱や喀痰増加，検査項目で白血球の増加や減少をみた際に積極的に行います．起因菌としては前述のとおり腸内細菌，緑膿菌，アシネトバクター，次いで黄色ブドウ球菌となっています．耐性菌のリスクについては直近の抗菌薬使用や入院が続いていたり，免疫抑制状態などが挙げられます．対応は，やはり培養採取と可能であれば早期にグラム染色で確認することが必要です．培養を取ったうえで経験的治療を開始し，そのあとは適切な経過観察が必要です．

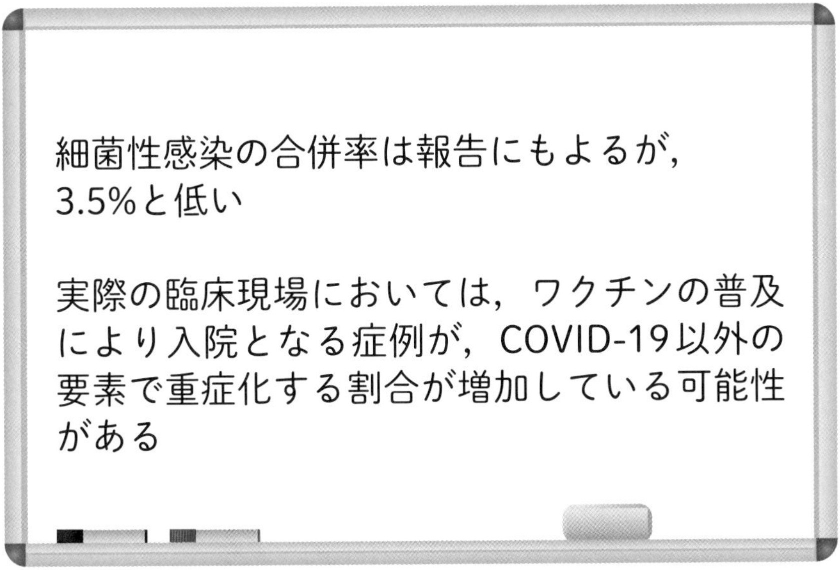

細菌性感染の合併率は報告にもよるが，
3.5％と低い

実際の臨床現場においては，ワクチンの普及
により入院となる症例が，COVID-19以外の
要素で重症化する割合が増加している可能性
がある

図94 COVID-19と細菌感染の合併[64]

岡　コロナの有無に関係なく，必要な知識は何も以前と変わっていませんが，コロナによって変わったこととしたらグラム染色や痰の培養を積極的に行っていいかどうかです．いかがでしょうか．

河合　確かに，検査室に持って行って塗抹をみるといったことは，COVID-19が疑わしい場合は避けた方がよいと思います．

岡　基本的には感染対策をしっかりとって施設内基準に基づいて行えば問題ないと思います．特に痰を吸うような場合に飛沫・エアロゾルが発生することを考えると，そうした手技の際にはしっかり感染対策をとるためにN95マスクやアイシールド・ゴーグルの着用などが必要です．NPPVやハイフローの際にも同様に必須とされていますよね．そうした工夫をしながらであればやってよいと思います．看護師やスタッフの方含め，しかるべき感染予防対応をすれば，やることはこれまでと一緒だということは強調したいです．コロナ感染対策を講じたうえで，通常の院内肺炎診療を行ってください．

河合　今回のようにCOVID-19に細菌感染を起こすケースがどのくらいあるかというと，岡先生の解説で言及されていたとおり，2020年頃の報告

では低いとされていました[64]．ただし，2022年冬の実際の臨床現場としては細菌性感染の合併を疑って抗菌薬治療を行うということは報告されている3.5％よりは圧倒的に多いのではないかと感じています（図94）．

岡 特に，ワクチン接種済みの高齢者などでは割と発症初期の段階から二次的に細菌感染を伴っていることを経験しています．この辺りのきちんとしたエビデンスが出てくることを期待しています．

　ここまで挙げた重症例3つを通して思うことは，基本的にはCOVID-19はきっかけであったり合併症の1つであって，びまん性肺疾患や院内肺炎，市中肺炎の従来通りの知識がしっかりあれば対応できるケースがほとんどです．したがって，適切な感染予防策をとって，私たち医療従事者は当然，ワクチンのブースター接種も常にアップデートしながら今までどおりの診療をすればいいと思います．

　ここまで，合計7症例，軽症から重症までさまざまなケースを紹介しました．COVID-19の知識は必要ですが基本的には従来からの院内肺炎，市中肺炎，びまん性肺炎に対する鑑別・治療といった診療の基本能力が求められます．感染予防策を正しく行うことができれば，誰でも診療できる病気になってきています．どうやら近いうちに5類感染症になるらしいので，国はCOVID-19をどこでも診られるようにしていきたいようですから，今回の7症例で学んだことを参考に皆様に診療に参加していただきたいと思います．ありがとうございました．

JCOPY 498-02144

文献 📖

1) 厚生労働省. 新型コロナウイルス感染症(COVID-19) 診療の手引き・第 8.1 版. https://www.mhlw.go.jp/content/000936655.pdf

2) Najjar-Debbiny R, Gronich N, Weber G, et al. Effectiveness of paxlovid in reducing severe COVID-19 and mortality in high risk patients. Clin Infect Dis. 2022; ciac443.

3) Hammond J, Leister-Tebbe H, Gardner A, et al. Oral nirmatrelvir for high-risk, nonhospitalized adults with Covid-19. N Engl J Med. 2022; 386(15): 1397-408.

4) CDC. COVID-19 Rebound After Paxlovid Treatment.https://emergency.cdc.gov/han/2022/han00467.asp?ACSTrackingID=USCDC_511=DM82768

5) Gottlieb RL, Vaca CE, Paredes R, et al. Early remdesivir to prevent progression to severe Covid-19 in outpatients. N Engl J Med. 2022; 386(4): 305-15.

6) Jayk Bernal A, Gomes da Silva MM, Musungaie DB, et al. Molnupiravir for oral treatment of Covid-19 in nonhospitalized patients. N Engl J Med. 2022; 386(6): 509-20.

7) Gupta A, Gonzalez-Rojas Y, Juarez E, et al. Early Treatment for Covid-19 with SARS-CoV-2 neutralizing antibody sotrovimab. N Engl J Med. 2021; 385(21): 1941-50.

8) Takashita E, Yamayoshi S, Simon V, et al. Efficacy of antibodies and antiviral drugs against Omicron BA.2.12.1, BA.4, and BA.5 Subvariants. N Engl J Med. 2022; 387(5): 468-70.

9) Iketani S, Liu L, Guo Y, et al. Antibody evasion properties of SARS-CoV-2 Omicron sublineages. Nature. 2022; 604(7906): 553-6.

10) Arbel R, Wolff Sagy Y, Hoshen M, et al. Nirmatrelvir use and severe Covid-19 outcomes during the Omicron surge. N Engl J Med. 2022; 387(9): 790-8.

11) Ganatra S, Dani SS, Ahmad J, et al. Oral Nirmatrelvir and Ritonavir in Non-hospitalized vaccinated patients with Covid-19. Clin Infect Dis. 2022; ciac673.

12) パキロビッド® パック添付文書. https://pins.japic.or.jp/pdf/newPINS/00070195.pdf

13) Infectious Diseases of America. Management of Drug Interactions With Nirmatrelvir/Ritonavir (Paxlovid®): Resource for Clinicians. https://www.idsociety.org/practice-guideline/covid-19-guideline-treatment-and-management/management-of-drug-interactions-with-nirmatrelvirritonavir-paxlovid/

14) COVID-19 Treatment Guidelines Panel. Coronavirus Disease 2019 (COVID-19) Treatment Guidelines. National Institutes of Health. https://www.covid19treatmentguidelines.nih.gov/[Accessed 2023/1/12]

15) Weinreich DM, Sivapalasingam S, Norton T, et al. REGEN-COV antibody combination and outcomes in outpatients with Covid-19. N Engl J Med. 2021; 385(23): e81.

16) Planas D, Saunders N, Maes P, et al. Considerable escape of SARS-CoV-2 Omicron to antibody neutralization. Nature. 2022; 602(7898): 671-5.

17) Cicchitto G, Cardillo L, Sequino D, et al. Effectiveness of sotrovimab in the Omicron storm time: a case series. Viruses. 2023; 15(1): 102.

18) Yue C, Song S, Wang L, et al. Enhanced transmissibility of XBB.1.5 is contributed by both strong ACE2 binding and antibody evasion. bioRxiv. 2023; Preprint. https://www.biorxiv.org/content/10.1101/2023.01.03.522427v2

19) Food and Drug Administration. FDA releases important information about risk of COVID-19 due to certain variants not neutralized by Evusheld. 2023. https://www.fda.gov/drugs/drug-safety-and-availability/fda-releases-important-information-about-risk-covid-19-due-certain-variants-not-neutralized-evusheld〔Accessed 2023/1/9〕

20) Fact Sheet for Healthcare Providers: Emergency Use Authorization for Bebtelovimab. https://www.fda.gov/media/156152/download

21) Aiswarya D, Arumugam V, Dineshkumar T, et al. Use of remdesivir in patients with COVID-19 on hemodialysis: a study of safety and tolerance. Kidney Int Rep. 2021; 6 (3): 586-93.

22) 古賀俊充, 田中義輝, 伊奈研次, 他. 血液透析患者の新型コロナウイルス感染症に対するレムデシビルの安全性に関する検討. 日透析医会誌. 2022; 55: 525-31.

23) FDA. Fact Sheet for Patients And Caregivers Emergency Use Authorization (EUA) Of LAGEVRIO™ (molnupiravir) capsules For Coronavirus Disease 2019 (COVID-19). https://www.fda.gov/media/155055/download

24) 厚生労働省. 新型コロナウイルス感染症治療薬の使用状況（政府確保分）について. https://www.mhlw.go.jp/stf/seisakunitsuite/bunya/0000121431_00324.html

25) Wong CKH, Au ICH, Lau KTK, et al. Real-world effectiveness of early molnupiravir or nirmatrelvir-ritonavir in hospitalised patients with COVID-19 without supplemental oxygen requirement on admission during Hong Kong's omicron BA.2 wave: a retrospective cohort study. Lancet Infect Dis. 2022; 22(12): 1681-93.

26) Najjar-Debbiny R, Gronich N, Weber G, et al. Effectiveness of Molnupiravir in High Risk Patients: a Propensity Score Matched Analysis. Clin Infect Dis. 2022; ciac781.

27) Arbel R, et al. Molnupiravir Use and Severe Covid-19 Outcomes During the Omicron Surge. 2022. https://doi.org/10.21203/rs.3.rs-2115769/v1 (未査読)

28) Mukae H, Yotsuyanagi H, Ohmagari N, et al. Efficacy and safety of ensitrelvir in patients with mild-to-moderate COVID-19: the phase 2b part of a randomized, placebo-controlled, phase 2/3 study. Clin Infect Dis. 2022; ciac933.

29) Shi Y, Shi X, Liang J, et al. Aggravated MRSA pneumonia secondary to influenza A virus infection is derived from decreased expression of IL-1β. J Med Virol. 2020; 92 (12): 3047-56.

30) Koehler P, Bassetti M, Chakrabarti A, et al. Defining and managing COVID-19-associated pulmonary aspergillosis: the 2020 ECMM/ISHAM consensus criteria for research and clinical guidance. Lancet Infect Dis. 2021; 21(6): e149-62.

31) Fiumefreddo R, Zaborsky R, Haeuptle J, et al. Clinical predictors for Legionella in patients presenting with community-acquired pneumonia to the emergency department. BMC Pulm Med. 2009; 9: 4.

32) Community acquired pneumonia in adults in British hospital 1982-1983 : a survey of aetiology, mortality, prognostic factors and outcome. British Thoracic Society and Public Health Service. Q J Med. 1987; 62: 195-220.

33) 日本呼吸器学会呼吸器感染症に関するガイドライン作成委員会. 成人市中肺炎診療ガイドライン. 2007.

34) Siddiqi HK, Mehra MR. COVID-19 illness in native and immunosuppressed states: a

clinical-therapeutic staging proposal. J Heart Lung Transplant. 2020; 39(5): 405-7.

35) Mefsin YM, Chen D, Bond HS, et al. Epidemiology of infections with SARS-CoV-2 Omicron BA.2 variant, Hong Kong, January-March 2022. Emerg Infect Dis. 2022; 28 (9): 1856-8.

36) Arashiro T, Arima Y, Muraoka H, et al. COVID-19 vaccine effectiveness against symptomatic SARS-CoV-2 infection during Delta-dominant and Omicron-dominant periods in Japan: a multi-center prospective case-control study (FASCINATE study). Clin Infect Dis. 2022; ciac635.

37) Tenforde MW, Self WH, Adams K, et al. Association between mRNA vaccination and COVID-19 hospitalization and disease severity. JAMA. 2021; 326(20): 2043-54.

38) Lin DY, Gu Y, Xu Y, et al. Association of primary and booster vaccination and prior infection with SARS-CoV-2 infection and severe COVID-19 outcomes. JAMA. 2022; 328(14): 1415-26.

39) NIH. Therapeutic Management of Adults Hospitalized for COVID-19 Based on Disease Severity. https://www.covid19treatmentguidelines.nih.gov/tables/management-of-hospitalized-adults-summary/

40) Sholzberg M, Tang GH, Rahhal H, et al. Effectiveness of therapeutic heparin versus prophylactic heparin on death, mechanical ventilation, or intensive care unit admission in moderately ill patients with covid-19 admitted to hospital: RAPID randomised clinical trial. BMJ. 2021; 375: n2400.

41) Shionoya Y, Taniguchi T, Kasai H, et al. Possibility of deterioration of respiratory status when steroids precede antiviral drugs in patients with COVID-19 pneumonia: a retrospective study. PLoS One. 2021; 16(9): e0256977.

42) RECOVERY Collaborative Group, Horby P, Lim WS, et al. Dexamethasone in hospitalized patients with Covid-19. N Engl J Med. 2021; 384(8): 693-704.

43) COVID STEROID 2 Trial Group, Munch MW, Myatra SN, et al. Effect of 12 mg vs 6 mg of dexamethasone on the number of days alive without life support in adults with COVID-19 and severe hypoxemia: the COVID STEROID 2 randomized trial [published correction appears in JAMA. 2021 Dec 14; 326(22) :2333] [published correction appears in JAMA. 2022 Jan 18; 327(3): 286]. JAMA. 2021; 326(18): 1807-17.

44) RECOVERY Collaborative Group. Tocilizumab in patients admitted to hospital with COVID-19 (RECOVERY): a randomised, controlled, open-label, platform trial. Lancet. 2021; 397(10285): 1637-45.

45) Bouadma L, Mekontso-Dessap A, Burdet C, et al. High-dose dexamethasone and oxygen support strategies in intensive care unit patients with severe COVID-19 acute hypoxemic respiratory failure: the COVIDICUS randomized clinical trial. JAMA Intern Med. 2022; 182(9): 906-16.

46) Salvarani C, Dolci G, Massari M, et al. Effect of tocilizumab vs standard care on clinical worsening in patients hospitalized with COVID-19 pneumonia: a randomized clinical trial. JAMA Intern Med. 2021; 181(1): 24-31.

47) Stone JH, Frigault MJ, Serling-Boyd NJ, et al. Efficacy of tocilizumab in patients hospitalized with Covid-19. N Engl J Med. 2020; 383(24): 2333-44.

48) Hermine O, Mariette X, Tharaux PL, et al. Effect of tocilizumab vs usual care in adults

hospitalized with COVID-19 and moderate or severe pneumonia: a randomized clinical trial. JAMA Intern Med. 2021; 181(1): 32-40.

49) REMAP-CAP Investigators. Interleukin-6 receptor antagonists in critically ill patients with Covid-19. N Engl J Med. 2021; 384(16): 1491-502.

50) Kalil AC, Patterson TF, Mehta AK, et al. Baricitinib plus remdesivir for hospitalized adults with Covid-19. N Engl J Med. 2021; 384(9): 795-807.

51) Marconi VC, Ramanan AV, de Bono S, et al. Efficacy and safety of baricitinib for the treatment of hospitalised adults with COVID-19 (COV-BARRIER): a randomised, double-blind, parallel-group, placebo-controlled phase 3 trial [published correction appears in Lancet Respir Med. 2021 Oct; 9(10): e102]. Lancet Respir Med. 2021; 9(12): 1407-18.

52) Wu X, Cai Y, Huang X, et al. Co-infection with SARS-CoV-2 and influenza A virus in patient with pneumonia, China. Emerg Infect Dis. 2020; 26(6): 1324-6.

53) Zhou F, Yu T, Du R, et al. Clinical course and risk factors for mortality of adult inpatients with COVID-19 in Wuhan, China: a retrospective cohort study [published correction appears in Lancet. 2020 Mar 28; 395(10229): 1038] [published correction appears in Lancet. 2020 Mar 28; 395(10229): 1038]. Lancet. 2020; 395(10229): 1054-62.

54) Sepulveda J, Westblade LF, Whittier S, et al. Bacteremia and blood culture utilization during COVID-19 surge in New York City. J Clin Microbiol. 2020; 58(8): e00875-20.

55) Armstrong-James D, Youngs J, Bicanic T, et al. Confronting and mitigating the risk of COVID-19 associated pulmonary aspergillosis. Eur Respir J. 2020; 56(4): 2002554.

56) Ranjbar K, Moghadami M, Mirahmadizadeh A, et al. Methylprednisolone or dexamethasone, which one is superior corticosteroid in the treatment of hospitalized COVID-19 patients: a triple-blinded randomized controlled trial [published correction appears in BMC Infect Dis. 2021 May 11; 21(1): 436]. BMC Infect Dis. 2021; 21(1): 337.

57) Salvarani C, Massari M, Costantini M, et al. Intravenous methylprednisolone pulses in hospitalised patients with severe COVID-19 pneumonia: a double-blind, randomised, placebo-controlled trial. Eur Respir J. 2022; 60(4): 2200025.

58) 厚生労働省. 退院基準・解除基準の改定(2022 年 9 月 7 日付). https://www.mhlw.go.jp/content/000639696.pdf

59) CDC. Ending Isolation and Precautions for People with COVID-19: Interim Guidance (Updated Aug. 31, 2022). https://www.cdc.gov/coronavirus/2019-ncov/hcp/duration-isolation.html

60) Jennifer Crombie, MD ; Study sounds note of caution on effectiveness of COVID-19 vaccines for patients with lymphoid malignancies. Dana-farber cancer institute. AUGUST 23, 2021. https://www.dana-farber.org/newsroom/news-releases/2021/study-sounds-note-of-caution-on-effectiveness-of-covid-19-vaccines-for-patients-with-lymphoid-malignancies/

61) CDC. COVID-19 vaccination guidance for people who are moderately or severely immunocompromised. https://www.cdc.gov/vaccines/covid-19/images/COVID19-vaccination-schedule-immunocompromised.png

62) Levin MJ, Ustianowski A, De Wit S, et al. Intramuscular AZD7442 (tixagevimab-

cilgavimab) for prevention of Covid-19. N Engl J Med. 2022; 386(23): 2188-200.

63) Imai M, Ito M, Kiso M, et al. Efficacy of Antiviral Agents against Omicron Subvariants BQ.1.1 and XBB. N Engl J Med. 2023; 388(1): 89-91.

64) Langford BJ, So M, Raybardhan S, et al. Bacterial co-infection and secondary infection in patients with COVID-19: a living rapid review and meta-analysis. Clin Microbiol Infect. 2020; 26(12): 1622-9.

65) Lamontagne F, Agarwal A, Rochwerg B, et al. A living WHO guideline on drugs for covid-19. BMJ. 2020; 370: m3379.

66) Dunay MA, McClain SL, Holloway RL, et al. Pre-hospital administration of remdesivir during a severe acute respiratory syndrome coronavirus 2 (SARS-CoV-2) outbreak in a skilled nursing facility. Clin Infect Dis. 2022; 74(8): 1476-9.

67) Salama C, Han J, Yau L, et al. Tocilizumab in patients hospitalized with Covid-19 pneumonia. N Engl J Med. 2021; 384(1): 20-30.

68) Rosas IO, Bräu N, Waters M, et al. Tocilizumab in hospitalized patients with severe Covid-19 pneumonia. N Engl J Med. 2021; 384(16): 1503-16.

69) Veiga VC, Prats JAGG, Farias DLC, et al. Effect of tocilizumab on clinical outcomes at 15 days in patients with severe or critical coronavirus disease 2019: randomised controlled trial. BMJ. 2021; 372: n84.

索引

著者略歴

岡 秀昭 （Hideaki Oka）

現職
埼玉医科大学総合医療センター病院長補佐
　同　　　　総合診療内科・感染症科教授

略歴
日本大学医学部　2000 年卒業
血液内科，呼吸器内科などの診療経験を通して，感染症診療教育の重要性を認識．
神戸大学病院感染症内科，荏原病院感染症科，東京高輪病院感染症内科などを経て
2017 年埼玉医科大学総合医療センター総合診療内科・感染症科 診療部長・准教授に着任．
2021 年より現職．

Dr. 岡の感染症ディスカバリーレクチャー
新型コロナウイルス COVID-19 特講 2023　　ⓒ

発　行	2023 年 4 月 25 日　1 版 1 刷
著　者	岡　　秀　昭
発行者	株式会社　中外医学社
	代表取締役　青　木　　滋
	〒 162-0805　東京都新宿区矢来町 62
	電　話　　（03）3268-2701（代）
	振替口座　00190-1-98814 番

印刷・製本/横山印刷㈱　　　　　　　　　　〈SK・KN〉
ISBN978-4-498-02144-0　　　　　　　　Printed in Japan